新编口腔疾病治疗学

李爽 卢艳华 靳昊 主编

汕頭大學出版社

图书在版编目（CIP）数据

新编口腔疾病治疗学 / 李爽，卢艳华，靳昊主编
. -- 汕头：汕头大学出版社，2019.1
ISBN 978-7-5658-3847-7

Ⅰ. ①新… Ⅱ. ①李… ②卢… ③靳… Ⅲ. ①口腔疾
病－诊疗 Ⅳ. ①R78

中国版本图书馆 CIP 数据核字(2019)第 029463 号

新编口腔疾病治疗学
XINBIAN KOUQIANG JIBING ZHILIAOXUE

主　　编：李　爽　卢艳华　靳　昊
责任编辑：宋倩倩
责任技编：黄东生
封面设计：刊　易
出版发行：汕头大学出版社
　　　　　广东省汕头市大学路 243 号汕头大学校园内　邮政编码：515063
电　　话：0754-82904613
印　　刷：北京市天河印刷厂
开　　本：710mm×1000 mm　1/16
印　　张：9.25
字　　数：100 千字
版　　次：2019 年 1 月第 1 版
印　　次：2019 年 1 月第 1 次印刷
定　　价：58.00 元
ISBN 978-7-5658-3847-7

目　录

绪　论

第一节　为什么要懂得口腔卫生保健与疾病防治知识

随着社会经济的发展、人民物质生活水平的提高、医学的进步，以及人类对客观世界认识的深化，人们对健康概念的认识也在不断地发生变化。1981 年世界卫生组织（WHO）制定的健康标准如下：

1.有足够充沛的精力，能从容不迫地应付日常生活和工作压力而不感到过分紧张。

2.处事乐观，态度积极，乐于承担责任，事无巨细不挑剔。

3.善于休息，睡眠良好。

4.应变能力强，能适应外界环境的各种影响和变化。

5.能够抵抗一般性感冒和传染病。

6.体重得当，身体匀称，站立时头、肩、臂位置协调。

7.眼睛明亮，反应灵敏，眼睑不发炎。

8.牙齿清洁，无龋洞，无痛感，牙龈颜色正常，无出血现象。

9.头发有光泽，无头屑。

10.肌肉丰满，皮肤富有弹性。

口腔健康是全身健康的组成部分，口腔健康标准的建立必须在正确的健康理念的指导下反映出口腔健康的特点。1965 年世界卫生组织指出：牙齿健康是牙齿、牙周组织、口腔邻近部位及颌面部均无组织结构与功能异常。1981 年WHO 制定的口腔健康标准是：牙齿清洁，无龋洞，无痛感，牙龈颜色正常，无出血现象。对口腔健康的基本要求如下：

1.良好的口腔卫生。

2.健全的口腔功能。

3.没有口腔疾病。

《中国口腔卫生保健工作规划（2004—2010）》，提出了我国 2010 年的具体目标：

1.孕妇接受口腔护理培训率：农村达到 50%，城市达到 80%。

2.5 岁以下儿童乳牙无龋率：农村达到 30%，城市达到 40%。6 岁以下儿童家庭口腔护理率：农村达到 50%，城市达到 80%。12 岁儿童恒牙龋均达到 1.1以下。

3.中小学生口腔保健知晓率：农村达到 70%，城市达到 90%。有效刷牙率：农村达到 60%，城市达到 80%。含氟牙膏使用率：农村达到 70%，城市达到 90%。龋失补充填比率：农村达到 15%，城市达到 30%。

4.15 岁青少年牙周健康人数百分率：农村达到 30%，城市达到 50%。35～44 岁成人三个区段以上牙周健康人数百分率：农村达到 15%，城市达到 30%。65 岁及 65 岁以上老人保持 20 颗功能牙的人数百分率：农村达到 60%，城市达到 80%。

注：有关专业术语如下

恒牙龋失补指数（decayed missing filled teeth index，DMFTI）；口腔卫生指数（oral hygiene index，OHI）；软垢指数（debris index，DI）；牙石指数（calculus index，CI）；菌斑指数（plaque index，PLI）；牙龈指数（gingival index，GI）；龈沟出血指数（sulcus bleeding index，SBI）。

第二节　口腔疾病的现状

近年来，随着社会经济的发展与繁荣，城乡物质生活水平和文化生活水平的不断提高，人们对口腔卫生保健工作的要求愈来愈高。事实上，口腔保健和口腔疾病治疗的社会需求与口腔医疗保健事业的现状极不相称，看牙难仍是个亟待解决的社会问题。据调查，口腔疾病的人群发病率与人们对口腔疾病的认识和口腔自我保健水平关系极大，全国半数以上的人患有口腔疾病，其中80%的人由于缺乏口腔卫生知识而误认为自己没有口腔疾病，因此，就诊率很低。由于口腔卫生保健的宣传工作跟不上，口腔疾病的危害性和口腔卫生保健的重要性尚未被全社会广泛认识。

我国在1982年和1995年进行过两次口腔健康流行病学抽样调查，第一次调查在全国29个省、自治区、直辖市的中小学中进行，调查对象为7岁、9岁、12岁、15岁、17岁的学生。第二次调查是在全国11个省、自治区、直辖市中进行，调查对象包括5岁、12岁、15岁、18岁、35～44岁、65～74岁年龄组。自第二次调查以来，目前全国各地区不同人群的口腔健康状况及影响因素如何，口腔常见病（龋病和牙周疾病）的发病趋势怎样，不同人群口腔卫生保健的知识、态度和行为及其口腔保健服务利用情况有什么变化，这些情况都是非常需要了解和掌握的。2004年卫生部办公厅发布了《我国口腔卫生保健工作规划（2004—2010年）》，为了监测和评价该规划的实施，实现该规划提出的目标，卫生部疾病控制司批准并委托全国牙病防治指导组开展第三次全国口腔健康流行病学抽样调查。全国牙病防治指导组是在各地自愿的基础上，选择领导重视、组织管理落实，调查人员技术水平符合要求的30个省、自治区、直辖市参加本次调查。为了保证本次流行病学调查（流调）的顺利开展，成立了全国流行病学调查领导小组和全国流行病学调查技术指导小组。

第三次全国口腔健康流行病学抽样调查的调查对象包括 4 个年龄组，分别为 5 岁、12 岁、35～44 岁、65～74 岁城乡人群的常住人口。本次调查的抽样过程遵循经济而有效的原则，采用多阶段分层等容量随机抽样的方法，通过样本估计总体。最终调查对象包括每个省、直辖市、自治区的 6 个县（市、区）18 个乡镇（街道）36 个村（居委会）。这样，各省、直辖市、自治区各年龄组的样本来自 36 个调查点，全国各年龄组的样本来自 1080 个调查点。根据测算确定本次调查每个省、直辖市、自治区的样本量至少为 2880 人，预计全国被调查对象总共在 86400 人以上。

2007 年 6 月 13 日，卫生部召开全国口腔卫生工作研讨会，会上公布了第三次全国口腔健康流行病学抽样调查结果。调查显示，我国 5 岁儿童乳牙龋病的患病率为 66.0%，12 岁儿童恒牙龋病的患病率为 28.9%，35～44 岁中年人龋病的患病率为 88.1%，65～74 岁老年人龋病的患病率为 98.4%。本次调查的结果与 1995 年第二次调查结果相比，5 岁组、12 岁组龋病患病率下降，35～44 岁组龋病患病率略有下降，65～74 岁组龋病患病率增加、严重程度有所加重。值得注意的是，5 岁组儿童 97% 的龋齿未经治疗，12 岁组 89% 的龋齿未经治疗，中老年人群的 78.9%～91.7% 的龋齿未经治疗。牙周疾病各种指标呈现城市好于农村，女性好于男性，东部地区好于中西部地区的规律。龋齿和牙周炎的发展都会导致牙齿缺失。本次调查显示，中年组人均失牙数为 2.6 颗，老年组为 11 颗；中年组口腔黏膜异常检出率为 5%，老年组为 8%。这是我国首次获得全国范围的有关口腔黏膜患病情况的资料。调查还表明，调查人群中每天至少刷牙 1 次的 5 岁组为 80.4%，12 岁组为 82%，35～44 岁组为 89.3%，65～74 岁组为 75.2%，较 1995 年有较大幅度上升。调查结果提示，近 10 年来口腔健康状况在儿童组、青年组、中年组人群有较明显改善，人们口腔保健知识、态度、行为有较大幅度的提高和改变。但伴随着社会经济的发展，人们对口腔卫生保健需求的不断提高，口腔保健的任务仍然艰巨，在农村地区差距尤其明显。

龋病、牙周病早已被世界卫生组织（WHO）列为重点防治的慢性、非传染性疾病。由于牙病与心脑血管病、癌症和糖尿病相比不会造成死亡，其严重性远没有被广大群众所认识，所以牙病防治的任务十分艰巨。随着改革开放的深化，已有愈来愈多的人认识到，应该大力发展口腔卫生事业，积极宣传口腔卫生保健知识，以提高整个社会对口腔卫生保健重要性的认识，使人们养成良好的口腔卫生习惯，增强口腔自我保健能力，减少口腔疾病的发生。我国自 1989年起将每年的 9 月 20 日定为"全国爱牙日"，目的是进行全民性的健齿强身的宣传活动。这一天口腔医务工作者利用不同的方式、方法，如图片、视频录像、电影、电视、标本、模型、技术示范、咨询等，向人民群众讲解口腔常见病的发病情况、病因、危害性和防治方法，将口腔卫生知识传授给人们，帮助人们掌握各种合理的防治措施、理解口腔预防保健的重要性，使人们养成良好的口腔卫生习惯，维护口腔健康。

近年来，广大口腔医务工作者在卫生部和各级医疗机构的领导下，开展了大量工作，取得了一定成就，但目前我国牙病情况仍然很严重，约 90%的人都患有不同程度的牙病。解决这一问题的关键是加强预防并提高人们的健康意识和保健知识水平。过去，在全民义务教育及高等教育阶段很少进行健康教育，尤其是口腔健康教育，使人民群众甚至文化程度很高的人的口腔健康的基本知识十分贫乏，使得"乳牙龋坏不用补，反正要换新牙""洗牙会把牙齿洗坏、洗松""刷牙出血是因为缺乏维生素 C""老年人掉牙是正常现象""人得了烂牙是因为有牙虫"等错误观念普遍存在。因此，加强口腔健康教育，增长口腔卫生保健知识，提高口腔保健意识并积极进行自我保健、防病和早期治疗，对提高国民口腔健康水平具有重要意义。

第一章　口腔检查与口腔卫生保健

第一节　口腔疾病如何就诊

当患了口腔疾病，去综合医院的口腔科或去口腔专科医院看病时，面对复杂的分科挂号牌，患者常常会感到茫然，不知道应该挂哪个科的号。因此，先介绍口腔科的应诊范围。口腔疾病包括口腔软组织及硬组织的炎症、外伤、肿瘤、畸形、唾液腺疾病及颞下颌关节病。现在口腔科医院或大型综合医院口腔科都设好几个科室，如口腔内科、口腔颌面外科、口腔修复科、口腔儿科、口腔正畸科、口腔放射科、口腔病理科、口腔黏膜病科、牙周病科等。如果是一般的综合医院，只需要挂口腔科号就行了，护士站会按照患者的病情指导患者去相应的科室就诊。如果是口腔专科医院，则分科较细，必须按科室挂号，这样患者就必须先向医导咨询，然后再挂号到相应的科室就诊，以免去错科室耽误治疗。

一、口腔医院（口腔科）科室设置

口腔内科：主要治疗牙齿疾病，如龋齿、牙髓炎及根尖周炎、非龋性牙齿疾病（包括四环素牙、氟斑牙、牙隐裂、楔状缺损、牙齿过敏等）、牙周疾病（包括牙龈出血、牙龈脓肿等）及口腔黏膜病（包括口腔溃疡、糜烂、斑块、新生物、疱等）。

口腔颌面外科：主要治疗口腔颌面部软组织及骨组织的炎症、外伤、良性与恶性肿瘤、颌面部畸形（唇裂、腭裂、颌骨畸形等）、涎腺疾病、颞下颌关节病、拔牙（残根、残冠、阻生牙、正畸拔牙、术前拔牙等）、种植牙、外伤清创缝合、颌骨疾病等。

口腔修复科：主要进行各种类型的缺牙的局部义齿修复、全口义齿修复、残冠修复、美齿（四环素牙、斑釉牙、牙体部分缺失等）、腭咽闭合不全的阻塞器治疗、口腔颌面部组织缺损的修复、种植义齿的修复。

口腔正畸科：主要对儿童、青少年以及成年人的牙齿排列不齐、错颌畸形、牙弓形态异常进行矫治。

儿童牙科：主要针对 14 岁以下青少年，混合牙列期，处于特殊的生长发育阶段（换牙、颌骨生长发育阶段）进行治疗。例如：一些乳牙疾病必须治疗，否则影响恒牙发育甚至颌面发育；牙齿排列不整齐，不仅影响美观，更重要的是影响咀嚼功能和关节功能、颌面部发育。

口腔预防保健科：主要进行口腔卫生宣传教育与口腔疾病的普查及预防性治疗，如窝沟封闭、超声洁牙等。

不论是何种口腔疾病，都一定要及时治疗，无病时也要半年到口腔科检查一次。因为有些疾病早期自己不易发现，要由医生检查才能发现，如浅龋。

二、口腔科就诊注意事项

（一）网上查询和电话预约

目前，很多医院和私营牙科诊所（中心）都提供网上查询、电话预约就诊及 24 小时就诊服务等。通过上网查询该医院及相关科室的信息，可以了解医院的科室设置、技术力量、特色专科、各科专家的特长及出诊时间等，这些措施的实行极大地方便了患者的就医。

（二）保存病历和检查报告

为了诊断治疗的需要，病人每次就诊时医生都应在病历上进行详细的病情诊治记录，就诊后应妥善保管好病历。如果进行了其他检查，如 X 线、CT、造影、彩超、实验室检查、病理检查等，则要将这些检查结果和报告保存好，下次就诊时随同病历一起交给医生参考。病历和检查报告资料既是下次看病时医生诊治的重要参考资料，也是患者在出现医疗纠纷时保护自己权益的重要依据。

（三）按时复诊或定期复诊

患过龋齿、牙齿疾病的人都有过多次复诊的经历，这也是口腔疾病治疗的特点。有时补好一颗牙需要 2～4 次复诊才能完成治疗。如果是正畸治疗，则通常要在 1～2 年内多次定期复诊才能完成治疗。为了获得最佳的治疗效果，一定要遵照医嘱按时复诊，否则可能会引起严重的后果。

第二节　口腔检查

口腔检查是诊断和治疗口腔疾病的基础，要对口腔疾病做出正确的诊断，进行合理有效的治疗，必须在进行认真、仔细的口腔及颌面部常规检查的基础上，结合必要的特殊检查手段和方法，全面深入地了解病情，科学地进行综合分析和判断，才能达到预期治疗目的。此外，口腔颌面部是机体的一部分，有些口腔颌面部疾病可以影响全身，某些全身系统性疾病也可以表现在口腔颌面部。因此，在进行口腔颌面部检查的同时，还要注意进行全身检查。

一、口腔科设备及常用检查器械

1.牙椅：可分为坐式（油泵、电动）、卧式（电动）。

2.综合治疗台：冷源无影手术灯、高速涡轮机、超声波洁牙机、涡轮机、电机牙钻（慢速）、气枪、水枪、电测仪、器械托盘、漱口杯、盥盂。

3.牙科检查件套：口镜、镊子、探针、弯盘。

二、检查方法

（一）基本检查

问诊：检查前，医生通过问诊了解患者疾病的发生、发展、检查和治疗经过，以及过去的健康状况、家族成员的健康状况等。问诊的目的就是弄清患者的主诉、现病史、既往史、家族史。例如：主诉是牙痛，医生必然会依次询问这几个问题，即痛的部位、痛的时间、怎样痛、什么性质的疼痛。

视诊：观察病人外表情况，以及病变的形态、大小、色泽、是否对称、是否红肿。口腔内观察包括观察牙、牙龈、舌、口腔黏膜及唾液腺等。

探诊：用探针检查龋洞的大小、深浅，是否有探痛；用牙周探针检查牙周袋的深度；用探针检查瘘管、瘘道等。

叩诊：鉴别病变是在牙周、根尖周还是在牙髓内，如果叩诊（+～+++），则根尖周、牙周膜有病变，如果叩诊（一），则根尖周、牙周无病变。

触诊：了解肿物的大小、质地、移动度，涎腺疾病、颌骨肿大、关节疾病等，以及淋巴结大小、压痛检查。牙齿的松动度按松动程度的轻重分为以下三种：Ⅰ度松动：牙向唇（颊）舌侧方向活动幅度在1～2mm以内。Ⅱ度松动：牙向唇（颊）舌侧方向活动幅度在1～2mm，且伴有近、远、中方向活动。Ⅲ度松动：牙向唇（颊）舌侧方向活动幅度在2mm以上，且伴有近、远、中及垂直方向活动。

嗅诊：有些疾病有特殊性的气味，如牙髓坏疽、坏死性牙龈炎、糖尿病。

咬诊：检查咬合关系、有无创伤等。

牙髓活力检查：温度变化法（冷、热），正常牙髓可耐受20℃～50℃；电流测定法，使用综合治疗仪（台）、电流测定探头进行检查。

颞下颌关节检查：开闭口运动情况、关节扪诊、开口度检查。

（二）辅助检查

1.X线检查：牙片、咬片、全景X线、X线造影。

2.CT检查。

3.穿刺检查：针吸囊液、肿物（腮腺）做细胞学诊断活组织活检，判断囊性肿物的病变性质。

4.实验室检查：血、尿、唾液的化验检查，细胞学检查，细菌涂片检查、活培养等。

5.病理活检：根据病变的部位、大小、位置、深浅的不同可采用钳取、切取活检。

第三节　口腔卫生保健常识

广义的口腔卫生可包括全部口腔预防保健工作，狭义的口腔卫生仅指保持口腔清洁，发挥生理性刺激作用，从而增进口腔内的卫生条件。

一、口腔卫生与人体健康的关系

在已进入 21 世纪的今天，许多人对刷牙这一口腔卫生保健的最基本方式，仍持可有可无的态度。殊不知，正是这件可有可无的小事与人体的健康有着密切的联系。现代医学已公认，我们每天进食的食物（尤其是蔗糖、碳水化合物），如果长时间停留于口腔而没有得到及时的清理，将对牙齿造成极大的损害，即要么产生龋齿，要么产生牙石。这两种损害如不能及时治疗，日积月累，前者可导致牙髓炎、根尖周炎，疼痛难忍，甚至夜不能眠。即使经过治疗，牙齿已失去了牙髓的营养，脆性增加，咀嚼硬物会发生劈裂、崩缺，最后只能将牙拔掉。而后者发展下去则可导致牙周炎、口臭、牙齿酸软无力甚至松动、脱落。从另一方面讲，牙齿、口腔是全身的一个有机组成部分，牙齿有病，不但会影响消化系统，而且还会影响心血管、泌尿、神经等系统，甚至某些不明原因的眼底疾病、关节痛、心肌炎等都与这小小的牙病相关。

从理论上讲，加强口腔卫生对龋病、牙周疾病有很强的预防作用，这是无可怀疑的事实。因为牙面沉积物和口腔污物既是引起龋病的重要因素，也是引起牙周疾病的重要原因。保持口腔卫生，清除牙面沉积物和口腔污物，能有效地预防龋病和牙周疾病。因此，我们应该提高对口腔卫生重要性的认识，积极行动起来，从我做起，从现在开始，搞好口腔卫生，提高口腔健康水平。

二、牙面沉积物和口腔污物

所谓口腔污物、牙面沉积物，就是口腔内存在的不利于口腔健康的，含有大量细菌、食物残渣的局部刺激物。通过口腔卫生措施将其清除，是我们日常生活中每天必须做的常规工作。不能让口腔污物堆积太多，更不能等到这些局部刺激因素引起病变后再进行处理。应该经常保持口腔清洁，才有积极意义。

（一）牙菌斑

牙菌斑是由细菌、食物残渣堆积形成的，类似一层薄膜，黏附于牙面或修复体上，是细菌生活的环境场所。细菌在牙菌斑中生长、繁殖和衰亡，并进行着复杂的物质代谢活动，在条件适当时，细菌的代谢产物可造成牙体或牙周组织的破坏。

（二）牙结石

牙结石是附着在牙面上的一种硬性污垢，一般在下前牙的舌侧和上磨牙的颊侧最常见。牙结石多为浅黄色，吸烟、喝茶或经常出血的人可被染成黑褐色。唾液中的可溶性的矿化物质，因种种原因变成不可溶性的矿化物质，沉积于牙菌斑上，就形成了质地坚硬的牙结石。

（三）软垢

软垢为软性灰白色或灰黄色乳酪状污物，浮黏于牙齿表面，特别多见于牙面的牙龈边缘区。其主要成分有食物残渣、脱落细胞、细菌及其产物，有臭味，可能成为致病的刺激物。

（四）食物碎屑

没有经过腐化的作用，仍然保持着食物的原有形态的口腔污物，称为食物碎屑。如果饭后及时刷牙、漱口，即可清除食物碎屑。而嵌入牙缝的食物碎屑，要用特殊工具（如牙线、牙签）才能清除，否则会对牙龈和牙周组织产生刺激作用。

（五）牙面色渍

牙面色渍的来源是牙面产色细菌新陈代谢活动所产生的色质，或因吸烟、喝茶、喝咖啡给牙齿的染色。

三、早晚刷牙，饭后漱口

我们的唾液中含有蛋白质，尤其是唾液中的纤维黏连蛋白（fibronectin）具有较强的黏着性。牙齿浸泡在唾液中，这些黏连蛋白就附着在牙面上，加上口腔中存在着大量的细菌及食物残渣，这样在牙面上就形成了一种特殊的微生物生态环境——牙菌斑，可引起牙周炎、牙龈炎、黏膜病等。牙菌斑最容易在牙面上的沟裂、牙颈部、牙缝等不易自洁的区域形成，也容易在粗糙的牙面上或修复体、充填物等的边缘或下方堆积。如果是刚刚形成的牙菌斑，通过彻底的口腔清洁、认真正确的刷牙就可以清除。如果超过十几个小时不清洁，则牙菌斑会黏得比较牢固，不易刷掉，日积月累则形成钙化的牙石、牙垢，更加不易清洁。所以我们每天最少要彻底刷牙两次（最好三次），尤其是在餐后和睡前一定要刷牙，以防牙菌斑的形成。另外，每次进食后都要养成漱口的习惯，一是防止食物黏于牙面，防止牙菌斑的形成；二是有利于美观。

四、防止口臭及消除口腔异味

不良的口气，即所谓口臭，是相当常见的一种生理现象，也是许多人在日常社交生活中挥之不去的梦魇。即便衣冠楚楚、举止洒脱，一旦张口时传出不雅异味，也会让人皱眉败兴并进而或多或少地对之产生反感。之所以出现口臭，往往与人的身体健康状况及口腔卫生有着密切关系。口腔唾液的生化成分、酸碱度、杀菌功效、分泌量等均会受到身体内外环境的影响而发生变化。引起口臭的原因有以下几种。

（一）口腔疾病

1.龋病等口腔病灶内含大量细菌腐化质，发酵的食物残渣，炎症分泌物。

2.牙龈炎、牙周炎、菌斑、牙石、软垢堆积、食物嵌塞发酵。

3.拔牙后伤口感染、智齿冠周炎、口腔溃疡等。

防治：定期上医院检查口腔并利用超声波洁牙机清洗牙齿。如发现牙齿坏损，需及时修补。平时注意洁牙、护牙，餐后正确漱口，并多食苹果等富含纤维素的食物。及时治疗口腔疾病。

（二）鼻咽部疾病

1.鼻窦炎、鼻腔分泌物、萎缩性鼻炎。

2.慢性咽炎、化脓性扁桃体炎等。

防治：积极治疗鼻咽部疾病，消除病灶。

（三）胃肠道疾病

消化不良、饱食、胃炎、溃疡病。

防治：肠胃疾病患者应按时服药治疗并调整饮食结构，尽量避免吃冰冷、油腻、刺激性及不易消化的食物。

（四）肺脓疡

肺脓疡患者呼出的气味带臭味。

防治：及时就医，治疗病症。

（五）全身代谢性疾病

严重糖尿病患者呼吸的气味和口腔的气味有烂苹果味道。

防治：及时就医，治疗病症。

（六）食物因素

吸烟、饮酒及食用蒜、葱、韭菜、臭豆腐等气味浓烈的食物后，气味很容易被血液吸收，然后经呼气排出体外，产生难闻气味。

防治：积极戒烟，少喝酒，吃了蒜、葱等刺激性食物后，应立即漱口，咀嚼茶叶、红枣或嚼些新鲜香菜、口香糖，以减轻口臭。

（七）人体代谢异常

如便秘或有宿便，体内毒素无法及时排出体外，也会使口腔产生难闻气味。

防治：多喝水，多食蔬菜水果及豆类、动物肝脏等食物。患有便秘的减肥人士如果想控制食物热量，则可选择高纤维饮食；适当多吃苹果、香蕉、西瓜、竹笋、叶菜、燕麦片、糙米粥等高纤维食物。生活作息规律，适时舒解精神压

13

力以保持自律神经的平衡，对预防便秘也极有益处。此外，平日还应注意多运动，以刺激肠胃蠕动。

（八）药物作用

镇静药、降血压药、利尿药、减肥药等，服后会使唾液分泌减少，从而引致口臭。

防治：勿滥服药物，确实有病且需要服药时，需格外注意口腔卫生。

要消除口臭，必须清楚口臭的原因，去除病因。建议出门时，尤其是参加重要的聚会前，除了整装修容外，再自测一下口中是否有异味，以便及时采取相应措施。

自测口气的方法很简单，将左右两掌合拢并收成封闭的碗状，包住嘴部及鼻头处，然后向聚拢的双掌中呼一口气，就可闻到自己口中的气味了。

清新口气速效处方：①嚼无糖口香糖；②放几片茶叶在嘴里咀嚼；③使用口腔清新喷雾剂。

五、保持口腔卫生的方法

用机械方法控制牙菌斑比连续使用消毒剂或抗生素更为安全，且更为有效。在日常生活中，我们自己可采用的机械清洁法有下列几种。

（一）充分咀嚼

充分咀嚼粗糙而富有纤维的食物，能摩擦牙面，刺激唾液分泌，达到洗刷牙面和按摩牙龈的作用，增强牙周组织的血液循环和抗病能力。我们提倡在每次进餐即将结束之时，吃几口像芹菜之类的食物，多咀嚼一下，这对于清洁牙面有令人满意的效果。

（二）进餐后漱口

如不能及时刷牙，应养成饭后及时漱口的习惯。漱口时将漱口水含在口内，上下唇闭合，然后鼓动两颊及唇部，使漱口水在口腔内充分地接触牙齿、牙龈及口腔黏膜，达到反复冲洗、清除易脱落的口腔污物的作用。一般来说，漱口水内不需加入药物，如有特殊需要，可遵从医嘱。漱口时所用的水量，含漱的次数，均不可太少，否则不能发挥保持口腔卫生的作用。饭后漱口仅限于去除部分食物碎片和软垢，能暂时减少口腔内细菌的数量，但不能清除牙菌斑，因此单纯漱口不能维持良好的口腔卫生。

（三）牙间隙的洁净

两个牙齿之间的缝隙最易滞留污物，也是较难达到清洁的区域，日常的处理方法，通常是使用牙签或牙线进行剔除。

（四）刷牙

刷牙是当今人类保持口腔清洁、按摩牙龈的最主要的日常口腔卫生措施。它能清除的口腔污物有软垢、食物碎片和部分的牙菌斑，并能防止部分牙结石的累积。

六、如何刷牙及如何选用和使用牙刷

（一）刷牙的作用

刷牙是保持口腔清洁的主要方法，它能消除口腔内的软白污物、食物碎片和部分牙面菌斑，而且有按摩牙龈的作用，从而减少口腔环境中的致病因素，增强组织的抗病能力。刷牙对于预防各种口腔疾病，特别是对于预防和治疗牙周病和龋病等具有重要的作用。

（二）刷牙的目的

刷牙的目的是清除牙面和牙间隙内的菌斑、牙垢与食物残屑，减少口腔内的细菌和其他有害物质，防止牙结石的形成。同时，通过刷牙可给予牙周组织适当的按摩刺激，促进牙龈组织的血液循环，促进牙周组织的新陈代谢作用，增强牙龈组织的抵抗力。

（三）刷牙的方法

刷牙的方法很多，有些方法既合理又方便，值得介绍与推广。每一种方法有它一定的特点，也仅适用于不同年龄和不同个体情况，没有一种刷牙方法能适合于所有的人。人们习惯采用的横刷法弊病较多，但如予以改进，也可变成一种较好的刷牙方法。任何一种好的刷牙法应当简单易学，清洁牙齿效果好，不损伤牙体和牙周组织。实际上，人们能否良好地掌握刷牙方法，很大程度上取决于双手的灵活性。虽然每个人刷牙的手势有巧拙之分，但只要给予充分指导，一般人都能有效地使用牙刷清洁口腔。儿童的动作比较迟缓，且缺乏耐性，不能应付复杂的刷牙技巧，应教他们使用比较简单的刷牙方法。至于伤残人士，可能需要采用刷柄设计经过修改的牙刷，以方便抓握，或使用电动牙刷。

评价某种刷牙方法的优劣，主要是考察采用某种刷牙方法是否能达到刷牙的目的，而缺点又较少。

1.去除口腔污物的作用。刷牙可减少口腔内细菌的数量，减少可供细菌滋生的营养物质，减少可被细菌用来发酵或产生有害物质的原料，减少已经形成的有害物质。

2.按摩牙龈的作用。通过正确刷牙方法的颤动动作，达到按摩牙龈的作用。此外，还能促进血液循环、增强新陈代谢活动和牙龈上皮的角化程度，提高牙龈组织的抗病能力。

刷牙方法与牙刷的品种有非常密切的关系，这里主要介绍普通牙刷的刷牙方法。

1.生理刷牙方法：将牙刷毛与牙面接触，刷毛顶端指向牙冠方，然后沿牙面向牙龈轻微拂刷，类似咀嚼纤维性食物对牙面的摩擦动作。这种方法能清洁牙面和刺激牙龈组织的血液循环，增进牙周组织健康。

2.比斯刷牙法（bass technique）：洗刷唇舌面时，刷毛与牙面呈45°角，刷毛头指向牙龈方向，使刷毛进入龈沟和邻间区，部分刷毛压于龈缘上做前后向短距离来回颤动。刷毛紧压在牙面，使毛端深入裂沟区做短距离的前后向颤动。这种方法由于清洁能力较强，克服了拉锯式的横刷法的缺点，而变为短横刷，能有效地除去牙颈部及龈沟内的菌斑，按摩牙龈，还可避免造成牙颈部楔状缺损及牙龈萎缩。

3.旋转式刷牙法（roll method）：第一步，从牙龈往牙冠方向旋转刷，刷前牙唇面、后牙颊面和后牙舌腭面时，牙刷毛束的尖端朝向牙龈，即上牙朝上，下牙朝下。牙刷毛与牙面呈45°角。第二步，将牙刷朝冠向做小环形旋转运动。第三步，顺牙缝刷洗，即可将各个牙面刷干净。刷前牙舌腭面时，牙刷毛束尖直接放在牙齿的舌腭面，上牙向下拉，下牙向上提，刷后牙咬面时将刷毛放在咬面上，前后来回刷。

（四）刷牙技术要点

1.辨认菌斑的附着部位：这是取得刷牙效果非常重要的环节。菌斑显示是辨认菌斑的可靠方法。

2.刷毛紧贴牙面：口腔的解剖结构复杂，凹凸不平的区域较多，尤其是牙齿的邻接面和最后部磨牙的远中面，是最易堆积菌斑的部位。对其磨牙远中邻面进行刷洗时，从一个方向或从不同的方向、角度，尽量把刷毛伸进并与牙面紧贴，才可能对它做清洁。

3.牙刷头的动作：口腔结构较复杂，仅用一种刷牙方法、一个刷牙动作，是难以去净口内菌斑的。人们刷牙时，牙刷头的基本动作有纵向、横向、旋转和颤动四种，以完成刷牙过程。

（五）保健牙刷的选择

刷牙是广泛应用于保持口腔清洁的方法，其可以去除牙面上的食物残渣和牙菌斑，对牙龈有一定的按摩作用，可促进血液循环，增强组织抗病能力，对于预防龋病和牙周病均有一定效果。牙刷作为刷牙必不可少的工具，就显得尤为重要了。那么我们该如何选择牙刷呢？保健牙刷的要求是牙刷头宽窄合适，以适应扭转、分区洗刷的实际需要，牙刷柄扁平而直，使之具有足够的刷去污物和按摩牙龈的力量，每组牙刷毛的长度相等，以适应三面洗刷的需要，各组毛的间隔距离适当，易于保持牙刷本身的清洁，并注意防止刺伤或擦伤牙龈。

从牙刷毛的材料上看，有天然猪鬃和尼龙丝毛两种。天然猪鬃牙刷其清洁效果及吸附牙膏较好，但干得很慢；尼龙丝毛牙刷则对牙齿的清洁作用及按摩作用均佳，弹性好且耐磨。因此，尼龙丝毛牙刷的应用更加广泛。

从刷毛的质地上看，有硬毛牙刷与软毛牙刷两种。硬毛牙刷对牙齿的清洁效果较好，但对牙齿的磨损作用和对牙齿的损伤也较大；软毛牙刷能进入龈缘以下及邻面间隙去除菌斑，但对较厚的菌斑则不能完全去除。在选择牙刷时，我们应熟悉自己的口腔牙齿的排列情况，选择大小、形状、刷毛软硬适度的牙刷。一般来说，选择刷毛软硬度中等、刷头较小的牙刷即可。

1.保健牙刷的特点如下：

成人牙刷：刷毛高 10mm，长 32mm，宽 11mm。

儿童牙刷：刷毛高 8～9mm，长 25mm，宽 10～12mm。

牙刷头要小，毛束间距要宽，毛质要软硬适中，毛末端要圆。

2.刷牙知识的几个误区：大头牙刷横刷；早刷，晚不刷；刷牙时间短；牙刷不更换。

3.横刷法的危害

我们不仅要养成良好的刷牙习惯，而且要讲究刷牙的方法。如果刷牙法不对，也可造成危害，最常见的损害是牙面耗损和牙龈萎缩。

横刷法是一般人群自发性的刷法，一种沿袭最久、最普遍的刷法，其方法是将刷毛的尖端与牙齿表面接触，做前后向拉锯式的刷牙动作。它的缺点很多，主要是不能适应口腔解剖形态上的要求，不能刷净牙齿，特别是难以洗刷牙齿的舌面和两牙之间的缝隙，也不能达到按摩牙龈的目的，而且容易引起牙体硬组织和牙龈的损伤。为此，我们应该坚决放弃这种不良的横刷法，而应采用正确的刷牙方法。

横刷法对牙体硬组织的损害是牙质耗损，其主要特点有：由横刷法引起的牙质耗损性纹痕，多半在一群牙冠的唇颊面上，而且常为同等高度的平行线。由横刷法引起的一群牙齿形成楔状缺损时，各牙缺陷的底线均在一条直线上。

横刷法对口腔软组织可能引起的损害如：①牙龈和口腔黏膜发生擦伤、刺伤或引起炎症。②引起牙龈萎缩。牙龈在口腔内呈波浪形，牙龈边缘呈弧形且较高，牙龈乳头则较低。若要刷净牙颈部，则牙龈乳头常被刷伤，时间久了就会出现牙龈萎缩。其特点是：唇颊侧的萎缩比舌侧重，牙弓突出的尖牙区颊侧受害更重，右手刷牙者，左侧的牙龈萎缩常较重。当停止使用横刷法后，牙龈受损的情况可逐渐好转。

（六）选用什么牙膏较好及如何选择牙膏

在选择牙膏时，首先要知道牙膏并不是健康牙齿的法宝，它只是刷牙的辅助用品，具有摩擦、去除菌斑、清洁抛光牙面、使口腔清爽的作用。目前我国使用的牙膏分为普通牙膏、氟化物牙膏和药物牙膏三大类。

普通牙膏的主要成分包括摩擦剂、洁净剂、润湿剂、防腐剂、芳香剂，具有一般牙膏共有的作用。如果牙齿健康状况较好，选择普通牙膏即可。但随着科技发展，人们发现了氟化物具有防龋的作用，并且多年实践证明，氟化物与牙齿接触后，使牙齿组织中易被酸溶解的羟磷灰石形成不易溶的氟磷灰石，从而提高了牙齿的抗腐蚀能力。有研究证明，常用这种牙膏，龋齿发病率可降低40%左右。氟化物有氟化钠、氟化钾、氟化亚锡及单氟磷酸钠。但氟是一种有毒物质，人体吸收过多会引起氟中毒，国家规定，加氟牙膏游离氟应在400～1200mg/kg，特别注意 4 岁前的儿童不宜使用，因为 1/8～1/4 的牙膏可能会被他们吞入胃中。

药物牙膏则是在普通牙膏的基础上加入一定药物，刷牙时牙膏到达牙齿表面或牙齿周围环境中，通过药物的作用，减少牙菌斑，从而起到防治龋病和牙周病的作用。目前，药物牙膏极受人们的青睐，而且利用牙膏来推广具有预防功效或治疗功效的药物是一种较理想的方式。但是，药物牙膏也有其不利方面。首先，牙膏在口内不能保持太长时间，使药物难以在短时间内发挥药效，而且专用药品剂量还必须避免刺激口腔内的软组织，因而不能提高到足够的有效浓度。牙膏本身的作用，常被口内污物所阻或受形态特征限制，因而难以达到真正发病的区域。其次，牙膏中的药品，常因放置时间较久而发生其他化学变化，失去原有的药效，有效药物又常因带有异味而不宜放入牙膏中。此外，还有药物耐药性的问题，这些因素都表明药物牙膏不宜长期使用一种。药物牙膏是一种良好的设想，但要真正达到预防口腔病的效果还有待于进一步研究。

药物牙膏的类型如下：

1.防龋型：含氟牙膏、佳洁士牙膏、高露洁牙膏等。

2.脱敏镇痛型：舒适达牙膏、两面针牙膏、脱敏牙膏、防酸牙膏等。

3.消炎止血型：洁银牙膏、田七牙膏、康齿宁牙膏、洗必泰牙膏等。

4.除锈型：含磷牙膏、酶制剂牙膏。

5.除臭型：含薄荷牙膏、叶绿素牙膏，黑妹牙膏。

选用药物牙膏应注意以下几点：

1.根据口腔情况选择不同的药物牙膏。

牙龈出血——针对牙龈炎、牙周炎，选择止血、消炎型牙膏。

口腔溃疡、黏膜病——选择一些消炎镇痛、促进溃疡愈合的牙膏，如洁银牙膏。

烟渍、茶渍——选择除锈、加酶牙膏，有洁白作用。

2.在使用药物牙膏时还应注意经常更换品牌，尤其当口腔情况发生变化时，应根据不同情况更换品牌，防止长期使用一种品牌降低药物的作用。

3.在无口腔病时，为了防龋，可选用防龋牙膏、含氟牙膏。

4.使用药物牙膏时一定要洗漱干净，以免残留的牙膏对黏膜产生刺激性。

因此，面对众多的牙膏品种，首先要了解各种牙膏的性能，不盲目轻信产品说明，最好找口腔专业医生咨询，以根据自己口腔的实际情况选择合适的牙膏。

（七）剔牙的好处及如何使用牙线与牙签

除了漱口、刷牙外，进食后还有些人习惯剔牙。有的人进食后牙缝内塞满食物，很不舒服，也很不雅观。正确的做法是：饭后漱口、刷牙，清除牙缝中的食物残渣。如果仍有些食物嵌在牙缝中，可用牙线将其剔出，而尽量不用牙签。刷牙、漱口、用牙线，都应在卫生间内处理，而不应在大庭广众或公共场所进行。饭后咀嚼香口胶也是清洁口腔的好办法。剔牙是口腔健康的大敌，因为反复习惯性剔牙会使原本较紧密的牙间隙一点点扩大，这样更加容易填塞，造成恶性循环，严重影响牙齿的健康和美观。当牙缝中滞留食物后，给细菌的繁殖和牙菌斑的形成提供了良好的条件。在经常有食物嵌塞的地方较容易发生龋坏，也易形成牙结石，而接踵而至的是牙龈炎、牙周炎的发生。此外，一些人在剔牙时，总是就地取材，如办公桌上的大头针、火柴棍、发卡、笔尖、小刀等。这些小物件不仅易损伤牙龈、牙齿，而且还会带大量致病菌进入口腔。因此，我们为了保护牙齿，保持口腔卫生，应该培养良好的卫生习惯，饭后漱口、刷牙或用牙线来清除食物残渣，最好再嚼一块香口胶，保持口腔清洁。即使认真刷牙，也总有30%～40%的牙面刷不到，包括相邻牙间隙的牙面或排列不齐的牙齿的重叠面。如使用牙线和牙签，就可以弥补刷牙的不足。

牙签对上年纪的人很适用，像牙床萎缩、牙根暴露较多、牙周手术后牙间隙增大、后牙根分叉暴露等，都可用牙签剔出嵌塞的食物。但年轻健康的人如果牙周、牙床未萎缩，牙间隙不大，最好不要使用牙签，以防止牙间隙变大，也就是人们常说的"牙越剔越稀"。牙签应选用清洁、不易折断、光滑、无毛刺、横断面呈扁圆形和三角楔形的，用时将尖端沿侧牙面伸入牙间隙内（不要直对牙床），轻轻将嵌塞物剔出，或用拉锯式动作将食物剔出，然后漱口并将用过的牙签丢弃。

牙线能起到清洁牙面、剔出嵌塞食物的作用，多用尼龙线、丝线、涤纶线或上蜡的棉线制成，一般采用30支至75支牢而光滑的线。线的纤维松散，不捻搓在一起，以便使用时纤维可呈扁平状排列开，容易通过牙间隙接触紧密的区域。使用牙线最好每日一次，特别是晚饭后，用时将牙线结成环形，或将线两端绕在两手中指上，两指间距离5cm左右，用两拇指将线压入牙间隙，沿一侧牙面轻轻抽动，再换另一侧。反复四五次，直到牙面清洁或嵌塞物已清除为止。牙线对牙龈损伤小，较安全，但使用时用力要轻柔，可以压入龈沟底清洁龈沟区，但不能压入沟底以下的组织，以防出现牙龈出血、疼痛等症状。

（八）防治食物嵌塞

有些人吃东西老塞牙，不剔不行，剔牙又不好，这时应该到医院检查一下，看看究竟是什么原因造成食物嵌塞。食物嵌塞有两种形式：一是食物从咬面方向被挤入牙间隙，称为垂直嵌塞；二是食物从颊舌面压入牙间隙，称为水平嵌塞。

1.垂直嵌塞的原因

（1）相邻两牙间失去正常的接触关系，出现缝隙。例如，邻面龋坏、不良充填物或修复体未恢复牙间接触区。

（2）牙齿错位、扭转、缺牙未及时镶牙而造成牙齿移位、牙周病及牙齿松动等。

（3）来自对牙齿的楔入力使食物嵌入。例如，牙齿形态异常、某个牙尖过高或位置异常、不均衡的牙齿磨损而造成牙锐尖、边缘嵴、智齿阻生等。

（4）由于邻面的不均衡磨损，破坏了牙齿间正常接触区的外展隙结构，使食物无法从溢出沟溢出而被挤入牙间隙。

2.水平嵌塞的原因

水平嵌塞常见于老年人或牙周病患者，由于牙龈乳头的萎缩和牙槽骨的吸收，使牙间隙增大。嵌塞的食物若未能及时清除，牙周局部组织便会长期受压，血液循环和淋巴循环受阻而引起牙龈发炎，严重时出现牙龈脓肿。患者会感觉咀嚼无力、疼痛、牙龈出血，若不及时治疗，则会破坏牙周组织而发展为牙周病。

处理方法如下：

1.龋坏的牙齿应及时充填，不良修复体应去除后重新修复，松动Ⅲ度的牙齿应及时拔除后镶牙修复；

2.调磨过高牙尖、锐尖和边缘嵴，拔除阻生牙；

3.调改、恢复牙齿外展隙的结构，易于食物溢出；

4.饭后刷牙、漱口或使用牙线及时清理嵌塞的食物。

第二章　牙体牙髓病

第一节　龋病

龋病（dental caries）是在以细菌为主的多种因素影响下，牙体硬组织发生的一种慢性、进行性、破坏性的疾病。龋病是人类的常见病、多发病之一，虽然其病变一般发展比较缓慢，但实际上对人体健康影响很大。患牙一旦形成龋洞，就会明显降低咀嚼功能，进而影响消化吸收，再继续发展还可以造成牙髓病及根尖病，引发疼痛，严重时可影响工作和休息。在儿童时期乳牙及年轻恒牙发生龋病还可影响牙颌系统的发育，造成牙颌畸形。因此，积极进行龋病的预防和治疗具有重要意义。

【病因】

目前人们广泛接受的龋病致病理论是四联因素论，即认为致龋微生物、食物、宿主和时间是形成龋病的四个因素。

（一）细菌与菌斑

口腔内细菌种类很多，但并不是所有的细菌都能引起龋病。当前认为口腔内细菌中主要的致龋菌有变形链球菌、乳酸杆菌和放线菌等，这些细菌的致龋性能与其产酸能力、耐酸能力及与牙面的附着能力密切相关。这些致龋菌能够附着于牙面并产生致龋作用均离不开菌斑这一生态环境。菌斑是一种致密的、胶质样膜状细菌团，主要由细菌和基质构成。在菌斑内部致龋菌可以分解食物中的糖分而产生有机酸，致密的菌斑环境可以阻止酸的扩散和稀释，逐渐积聚的酸液就会造成牙体硬组织的脱矿和破坏。

（二）食物因素

食物作为牙菌斑内细菌代谢的底物，可以为细菌提供营养和能量。而食物的致龋作用主要是通过其中糖被分解产酸而发挥作用。经研究发现，食物的含糖量尤其是蔗糖的含量与其致龋能力呈正相关。同时，食物的精细程度也有很大影响，制作工艺越精细的食物，越容易黏附于牙面，从而更容易被致龋菌利用；相反，粗制食物对牙面具有自洁作用，不易附着于牙面，还有一定的防龋能力。

（三）宿主因素

1.牙的因素

牙体的解剖形态越复杂，窝沟点隙越多，相对越容易患龋，这是因为窝沟点隙等部分菌斑和食物残渣相对容易积聚而不易被清洁。牙齿的拥挤和错位也有利于龋病的发生。

2.唾液因素

唾液对龋病的影响主要在三个方面：首先，足量的唾液对牙齿具有良好的冲刷清洁作用，而舍格仑综合征的患者往往由于唾液分泌量的明显减少而致患龋很严重；其次，唾液内的重碳酸盐对酸碱度具有缓冲作用，可以中和菌斑内的有机酸，降低龋病的发生；再次，唾液内含有的某些抗菌因子，如溶菌酶、免疫球蛋白等均对致龋微生物有一定的抑制作用。

（四）时间因素

任何疾病的发生发展均需要有一定的时间，而龋病发病较为缓慢，从一个早期龋发展成一个临床龋洞往往需要 1.5～2 年。

【诊断】

（一）临床表现

龋病可根据其发展速度、病变部位和病变程度进行分类。

1.按发展速度分类

（1）慢性龋：病变发展速度相对缓慢，龋坏组织颜色较深，往往呈褐色或黑褐色，质地硬而干，不易去除，故又称为干性龋。临床上多发生在成年人和老年人。

（2）急性龋：病变发展速度较快，龋坏组织颜色浅，呈黄色或浅棕色，质地较软、较湿，一般可以用挖匙挖除，又称为湿性龋。临床上多发生在儿童、青少年及健康情况较差者。急性龋中有一特殊类型称为猛性龋，又称为猖獗龋，其特点是短时期内全口牙或多数牙发生急性龋。临床上多发生在系统性疾病患者，如佝偻病、舍格仑综合征及接受颌面部放射治疗的患者。

（3）静止性龋：龋病在发展过程中由于病变局部环境的改变，龋损不再发展或发展变缓，称为静止性龋。静止性龋发生在邻面，多是因为咀嚼作用使龋损部分磨平，龋洞口充分开放，菌斑与食物不易积聚而致病变停止。对于邻面龋也可以因为相应邻牙的拔除而龋损停止发展，成为静止性龋。

（4）继发性龋：龋病在经过充填治疗之后，由于充填物边缘或窝洞洞缘牙体组织破裂，或充填物与牙体组织之间不密合，造成菌斑积聚，进而再次发生龋病，称为继发性龋；也可以是因为治疗时未能去净病变组织发展而成。

2.按发病部位分类

（1）窝沟龋：指发生在磨牙、前磨牙及上颌前牙舌面窝沟点隙等部位的龋损。龋损早期一般随釉柱方向发展，呈锥形，尖部指向牙冠表面，底部朝向牙本质。一旦龋损达到釉牙本质界，则向侧方造成潜掘性破坏。

（2）平滑面龋：指发生在牙齿邻面、颊舌面及牙颈部的龋损。其龋损一般呈倒三角形，三角形底边朝向牙冠表面，尖部朝向牙本质。当龋损发展到釉牙本质界，即沿釉牙本质界向周边扩展，形成潜掘性破坏。

（二）诊断要点

1.浅龋

浅龋可以按发病部位分为窝沟龋和平滑面龋。诊断主要依据视诊和探诊。窝沟龋视诊可见龋损部位色泽变黑，探诊有钩拉感。平滑面龋早期一般呈白垩色，进一步发展色素沉着后变成黄褐色，探诊检查可出现粗糙感。可用探针或牙线配合 X 线片仔细检查。X 线片示患者釉质透射影，边缘模糊。

2.中龋

中龋时病变已经发展到牙本质浅层，龋洞已经形成。患者对酸、甜食物敏感，进食过冷、过热食物时也可出现难忍的酸痛，但刺激去除后症状立即消失。牙面上可见明显龋洞，牙本质脱矿软化而呈黄褐色或深褐色。发生在邻面时，X 线片示邻接点与患处边缘嵴暗影。

3.深龋

龋病发展到牙本质深层时为深龋，临床可以见到很明显的龋洞，患者对冷、热和酸、甜刺激均可以感到明显的酸痛，尤其对冷、热刺激更加敏感，但刺激去除后酸痛立即消失，同时深龋时可出现明显的食物嵌塞痛。牙面上可见明显龋洞，洞内有食物残渣及较多的腐坏牙本质。X 线片示龋洞透射影深入近髓腔的区域。

（三）鉴别诊断

浅龋病变一般位于釉质内，往往无主观症状。平滑面浅龋应与釉质发育不全、氟斑牙进行鉴别；深龋需要与慢性牙髓炎鉴别。

1.釉质发育不全

早期龋呈白垩色表现时与釉质钙化不全相似，但探诊有粗糙感，而钙化不全的斑块质硬而光滑。釉质发育不全可使牙面形成沟状或窝状凹陷，探诊硬而光滑，浅龋一旦形成则探诊质软、不光滑。另外釉质钙化不全与发育不全往往发生在同一时期发育的牙齿上，具有对称性。

2.氟斑牙

氟斑牙也常发生在同一时期发育的同名牙上，具有对称性。一般呈白垩色或黄褐色斑块，探诊光滑而坚硬。

3.慢性牙髓炎

临床表现和深龋相似，均有深龋洞，有冷、热刺激症状，容易误诊。深龋虽对外界刺激敏感，但刺激去除后症状迅速消失，且无自发痛。慢性牙髓炎在刺激去除后，疼痛仍持续一段时间，有自发痛，可见牙髓暴露。

【治疗】

（一）化学药物法

化学药物法适用于尚未形成龋洞的浅龋，也可作为磨除法的辅助疗法。常用药物有10%的硝酸银和氨硝酸银，使用时隔湿干燥患牙后涂布于病变区，吹干后反复涂药2～3次，再用丁香油或10%甲醛进行还原，使生成的还原银渗入釉质和牙本质中，起到杀灭细菌、封闭釉质孔隙和牙本质小管的作用，从而终止病变发展。但由于该疗法会造成牙齿变色，所以一般用于乳牙和后牙。

75%氟化钠甘油或凝胶、8%氟化亚锡液及单氟磷酸钠液等也是较常使用的药物，这些氟化物局部涂擦后，可以形成氟磷灰石，增强抗酸能力，促进釉质的再矿化。氟化物无刺激性，也不会引起牙齿变色，适用于各类牙齿的浅龋。

（二）磨除法

适用于大面积浅龋，不易形成标准洞形的乳牙。通过磨除龋损组织及锐利的边缘，从而消除菌斑和食物滞留的环境，结合药物治疗可以达到阻止病变发展的目的。

（三）再矿化疗法

釉质早期龋不但是一个脱矿的过程，同时也存在再矿化的现象。研究表明，通过人为干预促进龋损组织的再矿化过程，如使用含有一定比例钙、磷和氟等元素的再矿化液含漱或局部涂擦，可以使已脱矿的釉质恢复硬度，达到停止病变发展甚至治愈早期龋的目的。

（四）充填法

充填法是指运用手术切割的方法清除龋坏组织，制备成特定的洞形，然后选用适宜的充填材料修复洞形，从而恢复其形态和功能的方法。

第二节　牙体硬组织非龋性疾病

一、四环素牙

四环素牙（tetracycline stained teeth）是指四环素族药物引起的牙齿着色，在牙的发育期若服用了四环素类药物，该类药物能被结合至牙组织内，使牙着色，亦可影响牙的发育。在我国多见于 20 世纪 60 年代末、70 年代初出生者。

【病因】

四环素牙属于药物副作用所导致的病变。在牙齿的发育过程中，患者服用了四环素类药物，如四环素、金霉素、去甲金霉素和土霉素，该类药物与人体中的钙化组织如牙齿等有很强的亲和力，可以与牙体组织中的钙离子结合成稳定的螯合物沉积在这些组织中，尤其容易沉积在牙本质中，造成牙齿的变色。

【诊断】

（一）临床表现

四环素牙刚萌出时往往呈淡黄色，光泽度一般正常，随着时间的进展，牙齿的颜色逐渐由黄色变为灰色、棕色甚至灰黑色。牙齿的变色程度一般与服药时间、药物种类及服药量有关。用药时间越早所形成的着色带越接近釉质，牙齿变色越明显。不同的药物造成的着色也是不一样的，如金霉素呈灰棕色，去甲金霉素呈黄色，土霉素呈淡黄色。而牙釉质的结构也与显色有关，如牙釉质严重发育不良，牙本质暴露，则显色深；如果牙釉质钙化不全，由于釉质透射能力的降低，牙体显色往往接近正常。

（二）诊断要点

（1）典型的临床表现。

（2）四环素类药物服用史。

【治疗】

为防止四环素牙的发生，8 岁以下的儿童及其处于妊娠期和哺乳期的妇女不宜使用四环素类药物。治疗方法有复合树脂贴面治疗、烤瓷冠修复和脱色法。

（一）光固化复合树脂贴面修复

首先磨去患牙唇侧釉质 0.1mm，经过酸蚀、涂布黏结剂和遮色剂后，堆压复合树脂于患处，修整抛光后即可，但容易出现树脂的崩解脱落，远期疗效不佳。

（二）烤瓷冠修复

适用于贴面修复和脱色法疗效不佳的患牙。

（三）漂白脱色法

1.外漂白脱色法

（1）诊室内漂白：清洁牙面，并用凡士林隔离龈缘后，将浸有 30%过氧化氢的纸片贴敷于牙面，使用红外线照射 10 分钟，反复 5～8 次，其原理是造成釉质脱矿，从而降低其对着色牙本质的透射能力。亦可采用专门的半导体激光仪照射促进过氧化氢的渗透，增强其分解，此法又称为光子美白。

（2）家庭漂白法：是指患者将药物带回家自行漂白的方法，由于漂白过程是在夜间，故又称为夜间漂白法。家庭漂白法常用的漂白剂是 10%～15%的过氧化脲，患者在夜间睡觉前可将药物放入特制的塑料托盘内，戴在牙齿上，本法可使漂白药物较长时间与患牙接触，能够充分地发挥漂白作用，疗效较好且减少了患者的就诊时间。一般每日 1 次，2 周为一疗程。

2.内脱色法

按常规进行牙髓摘除术后，将根管内充填物降低至颈下 2～3mm，髓室内封入 30%过氧化氢液或 30%过氧化氢液与硼酸钠调成的糊剂，每 3 天换药一次，共 4～6 次，当色泽满意时，使用光固化复合树脂充填窝洞即可。其缺点是活髓牙成为死髓牙。

二、氟斑牙

氟斑牙是由于摄入过量的氟而造成的病变。氟斑牙是慢性氟中毒早期最常见的表现，具有明显的地域性，患者一般生活在高氟地区或 7 岁之前有在高氟地区生活史的人。受累牙齿主要出现牙釉质颜色改变甚至实质性缺损，一般摄入氟的量越多，病变越明显。

【病因】

过量的氟会影响成釉细胞的功能，从而使釉质蛋白潴留，间接影响釉质晶体的形成。同时当氟浓度增高时，会抑制碱性磷酸酶的活力，引起釉质矿化不全，甚至发育不良。一般表层釉质病变更加明显，往往呈多孔性，容易吸附食物中色素，形成色斑。

【诊断】

（一）临床表现

氟斑牙的临床表现主要是患牙釉质部分出现白垩色、黄褐色甚至黑褐色改变，严重者出现釉质的实质性缺损。好发牙位是全口多数恒牙，尤其是上颌前牙，一般不累及乳牙。按其临床表现为白垩型、着色型和缺损型三种类型。

1.白垩型

牙釉质表面出现散在的云雾状斑块，呈白垩色，边界不清晰，而牙体硬度及光泽正常。

2.着色型

较重的氟斑牙其表面釉质由于存在很多细小的微孔，食物中的色素如锰、铁化合物沉积其中造成着色，从而牙面出现黄褐色甚至棕褐色的斑块，但一般牙体的硬度及其形态均无变化。

3.缺损型

全口多数牙出现深褐色或棕褐色斑块，同时牙面微孔量多，釉质表面塌陷，出现点状、线状或窝状的实质性缺损。

（二）诊断

（1）氟牙症患者可有儿童期在高氟区的生活史。

（2）典型的临床表现。

（3）需要与釉质发育不全相鉴别，氟斑牙的色斑呈散在云雾状，边界不明确，与生长线不完全吻合。

【治疗】

氟斑牙最有效的预防方法是改良水源，饮用含有适量氟的水（1ppm）。对已经形成的氟斑牙，可采用以下治疗方法：

1.漂白脱色法

在隔湿吹干的情况下，在患牙的龈缘涂布凡士林，然后用 36%盐酸 5 份、30%过氧化氢液 5 份和 1 份乙醚配制的漂白液，在牙面的着色部位反复涂擦 5～10 分钟，冲洗干净即可，本法适用于着色型氟斑牙。家庭漂白法亦可用于氟斑牙的治疗。

2.修复法

对于缺损型氟斑牙及漂白治疗不佳的着色型氟斑牙，可采用光固化复合树脂进行贴面治疗，也可选择烤瓷全冠修复。

3.微量磨除法

对于牙面上的不均匀白垩色或着色斑点，可使用微量磨除法，一般选用金刚砂钻针，均匀磨除牙面 0.1～0.2mm 即可。本法也可以与漂白脱色法结合，疗效更佳。

三、楔状缺损

楔状缺损（wedge-shaped defect）是指发生在牙齿唇、颊侧牙颈部硬组织慢性消耗所致的缺损，常常呈楔状。

【病因】

1.刷牙

经研究发现，平时不刷牙的人很少发生楔状缺损，而刷牙的人群中尤其是大力横刷的人常发生典型的楔状缺损；而在牙弓转弯处及唇侧错位的牙齿往往由于是横刷牙的着力点，发生的楔状缺损比较严重；同时楔状缺损一般发生在牙的唇颊侧，在牙的舌面却很少发现。

2.组织结构

牙颈部釉牙骨质界的位置，组织结构比较薄弱，容易被磨去。研究也表明，唇颊侧牙颈部是应力集中区，容易造成牙体组织材料疲劳，经受用力横刷牙后易出现缺损破坏。

3.酸的作用

龈沟液之中的酸性物质也是发生楔状缺损的因素之一，这也解释了为什么龈缘根有时也会出现楔状缺损。

【诊断】

（一）临床表现

（1）楔状缺损的典型病变一般发生在牙齿的唇颊侧的牙颈部，呈边缘整齐的楔形，缺损整体均坚硬而光滑，色泽正常。

（2）好发牙位是牙弓转弯处的尖牙和前磨牙，尤其好发于第一前磨牙。

（3）临床症状主要是出现对冷、热、酸、甜敏感的牙本质过敏，一旦累及牙髓可引起牙髓炎甚至根尖炎，严重的可出现牙颈部折断。

（4）随着年龄的增长，楔状缺损发病率越高，病变越严重。

（二）诊断要点

（1）好发于前磨牙，尤其是第一前磨牙。

（2）结合临床表现，注意与牙颈部龋病相鉴别。

【治疗】

（1）改变刷牙方法，戒除大力横刷法，同时选用软毛牙刷。

（2）楔状缺损一旦出现牙本质过敏，较浅者可采用脱敏治疗；对脱敏无效或缺损较深者可选用复合树脂或玻璃离子进行充填治疗。

（3）如果患牙已经出现牙髓及根尖病变则需先进行相应的根管治疗后再充填修复。

四、牙齿感觉过敏症

牙齿感觉过敏症（tooth hypersensitivity）又称过敏性牙本质（hypersensitive dentine）或牙本质过敏（dentine hypersensitivity）。它并不是一种独立的疾病，而是多种牙体疾病共有的症状。任何原因导致的牙本质暴露，都可能会引起牙齿在受到外界的温度（冷、热）、化学物质（酸、甜）以及机械作用（摩擦或咬硬物）等刺激时，产生一过性的酸痛症状，称为牙本质过敏。发病年龄在40岁左右。

【病因】

（一）局部因素

任何能使牙本质暴露于口腔环境中的牙体、牙周疾病，都能导致牙齿感觉过敏症。但并不是所有牙本质暴露都会引起牙本质敏感症状，通常与牙本质暴露的时间、修复性牙本质形成的快慢有关。

1.牙体疾病

牙齿磨耗、楔状缺损、牙折、龋病等原因导致牙本质暴露；牙釉质隐裂后有细小裂纹自牙冠表面渗入到牙本质层。

2.牙周疾病

牙周炎或者各种原因导致的牙龈萎缩，例如，不正确的刷牙方式或牙刷刷毛过硬等，都可以使牙颈部暴露而引起酸痛的敏感症状。

（二）全身因素

个别釉质完整的牙也能产生敏感，而由牙本质暴露所引起的敏感症状可随健康和气候的变化而经历着从无到有和从有到无的过程，显然这都不是修复性牙本质形成的速度所能解释的。苏联学者称本症为"釉质和牙本质感觉性的增高"。全身激素情况的变化如妇女经期、孕期、绝经期等，全身抵抗力降低如感冒、疲劳等，严重的消化系统疾病导致的营养代谢障碍等情况，都能导致这种感觉性的增高，特别是患者同时存在以上几种情况，机体处于严重的衰弱状态时。

【发病机制】

研究认为牙齿感觉过敏症是由于牙髓组织中 A-δ 类神经纤维活跃引起的发作迅速、尖锐、时间短暂且能准确定位的疼痛。但外界刺激是如何引起 A-δ 类神经纤维兴奋的，尚不十分清楚，目前有以下三种假说。

1.神经学说

神经学说认为在牙本质小管中有牙髓神经末梢存在，牙本质暴露以后可直接接受外界刺激，故感觉可由牙本质表层导入牙髓。但该学说尚不能找到有效的证据支持。绝大多数的研究结果表明，在牙髓的成牙本质细胞层内的无髓鞘神经，仅有小部分进入前期牙本质和牙本质的内层约 $100\mu m$ 内，而其外 2/3 并未见神经结构。实验表明，氯化钾、组胺、乙酰胆碱等作用于表浅牙本质并不产生疼痛，即使继续向牙本质深层测试也不能引起反应；局麻药作用于牙本质表面也不能减轻牙本质的敏感性；但另一方面，一些对神经无刺激性的高渗糖溶液却可以引起酸痛反应。显然，神经学说并不能给这些现象合理的解释。

2.成牙本质细胞感受器学说

成牙本质细胞感受器学说认为外界刺激通过成牙本质细胞突起接受，它在受刺激后能引起神经传导，产生疼痛。该理论认为成牙本质细胞突进入牙本质小管全层，且神经纤维和成牙本质细胞突存在突触样关系。暴露的牙本质受到刺激时，成牙本质细胞突释放乙酰胆碱引起神经传导，产生疼痛。持反对意见者认为，从胚胎学来看，成牙本质细胞来自中胚层，神经系统来源于外胚层，二者来源不同。组织学研究也尚未发现成牙本质细胞突和牙髓神经间存在"突触"结构，且成牙本质细胞突并非进入牙本质小管全层，只进入小管的1/3～1/2而已。电镜观察临床上有感觉过敏症状的牙，显示成牙本质细胞突和牙本质小管内的神经都有退变。实验性干扰人牙成牙本质细胞，未降低牙本质敏感性，说明成牙本质细胞并不具有感觉器的特性，可能在牙本质过敏中仅起被动作用。

3.液体动力学说

液体动力学说认为牙本质细胞和神经都不是直接接受刺激的痛觉感受器，而是刺激使牙本质小管内的液体移动，机械地搅动了牙髓内容物，进而间接地兴奋了其中的游离神经末梢，传入冲击，产生痛觉。组织学研究表明，牙本质有丰富的牙本质小管，小管内充满牙本质液，并与牙髓组织液相通。在各种刺激作用下，牙本质小管内液体流动，将物理刺激转化为神经电兴奋。牙本质小管液流动的方向取决于刺激的性质，引起牙本质液向外移动的刺激有空气吹干、高渗溶液和冷刺激等，使牙本质液向内移动的刺激有机械刺激或热刺激等。通过牙本质小管的液体流量，与暴露的牙本质面的小管密度成正比，与牙本质小管长度成反比，与牙本质小管半径的4次方呈正比。牙本质小管液体流量与引起神经电兴奋的强度有关，流量越大，引起神经电兴奋的强度越大，牙本质过敏的程度越严重。因此，液体动力学的作用依赖于牙本质小管的通透性或牙本质表面的状况。牙本质暴露初期是很敏感的，后来敏感自然缓解是由于矿物质在牙本质小管内沉积或牙髓形成修复性牙本质的结果。

【诊断】

（一）临床表现

主要表现为刺激痛，当遇到冷热、酸甜、机械等刺激时均引起酸痛，尤其对机械刺激最敏感，刺激去除后疼痛立刻消失。多发生在牙齿面或牙颈部釉质缺损的部位，导致刷牙、漱口或进食受到影响。患者一般能准确定位，指出过敏的牙齿。

（二）诊断要点

最可靠的诊断方法是用尖锐的探针在牙面上滑动，可找到1个或数个过敏区，将患者的主观反应分为四级，0度：无不适；1度：轻微不适或酸痛；2度：中度疼痛；3度：重度疼痛，难以忍受，这种分级不但可以用于诊断，还可以帮助判断治疗效果。国外报道一种可改变探诊压力的探针来测试牙齿的敏感度。由于大多数牙齿可能对各种刺激都敏感，但有的患牙可能只对一种刺激敏感，用探针结合冷空气刺激可能达到更好的诊断效果。

【治疗】

牙本质过敏发病机制的多种假说中，液体动力学说被广泛接受，所以目前的脱敏治疗多是基于这种理论，采用各种方法达到封闭牙本质小管的目的，以减少或避免牙本质内的液体流动。

理想的脱敏方法应该作用迅速且效果持久，对牙髓或牙周组织无刺激，不使牙齿变色，治疗方便无痛苦。但由于本症存在着自发性的脱敏过程，对任何药物疗效的评价都是极困难的。

（一）药物脱敏

1.氟化物

氟化物可在牙本质中形成氟磷灰石堵塞牙本质小管，减小牙本质小管的直径，从而减少液压传导。有多种形式的氟化物可用于脱敏治疗。体外试验也证明，酸化氟化钠液或2%中性氟化钠液能分别减少24.5%、17.9%的液压传导，用氟化钠液电离子透入法所减少的液压传导则高达33%。

0.76%单氟磷酸钠凝胶（pH=6）可保持有效氟浓度，是当前氟化物中效果最好的。

用75%氟化钠甘油反复涂擦敏感区1～2分钟，也可用橘木尖蘸该药摩擦患处1～2分钟。

2%氟化钠液电离子透入法：①用直流电疗器，正极握于患者手中，负极以氟化钠液润湿，接触敏感区，电流强度为 0.5～1mA，以患者无不适感觉为限度，通电时间 10 分钟。②电解牙刷导入药物离子，在牙刷柄末端安装一节干电池（1.5V），刷柄为阳极（手握刷柄），刷端为阴极，供透入药物用。用这种牙刷每天刷牙 2～3 次，每次 3～5 分钟即可，应注意经常检查电流的通路是否正常，电池是否耗电将尽。

2.氯化锶

氯化锶为中性盐，高度水溶性，毒性很低，故放入牙膏内每日多次使用，方便安全。在被广泛研究的各种药物中，锶显示了对所有钙化组织，包括牙本质在内，具有强大的吸附性。锶对牙本质过敏的作用被认为是通过钙化锶磷灰石的形式，阻塞了张开的牙本质小管所致。10%氯化锶牙膏在国外应用较广泛，国内也有制品。患者应该注意的是，用这种牙膏刷牙的目的是脱敏，故应着重在敏感区反复，每日 3～4 次，才能取得较理想的效果。目前常用的还有 75%氯化锶甘油或 25%氯化锶液局部涂擦。

3.硝酸银

硝酸银是强氧化剂，能使牙齿硬组织内蛋白质凝固变性形成保护层，同时与还原剂（如氯化铵、碘酊、丁香油等）发生反应，生成还原银及卤化银沉淀，沉积于牙本质小管内，阻断外界刺激。使用时隔湿患牙，拭干过敏区，将蘸有氨硝酸银液的小棉球在过敏部位涂 5～10 秒，吹干，重复 2～3 次后用小棉球蘸丁香油涂擦，至呈黑色为止。因还原银呈黑色，且可灼伤牙龈，因此不能应用于前牙和牙颈部，并且要注意口腔软组织的保护。

4.碘化银

涂 3%碘酊 30 秒后，再以 10%～30%硝酸银液涂擦，可见灰白色沉淀附着于过敏区；30 秒后，如法再涂擦 1～2 次即可奏效。这是利用硝酸银能使牙齿硬组织内蛋白质凝固而形成保护层，碘酊与硝酸银作用产生新生碘化银沉积于牙本质小管内，从而阻断了传导。

5.Gluma 脱敏剂

Gluma 脱敏剂含 5%的戊二醛、36%的羟乙基甲基丙烯酸酯,其有效脱敏成分为戊二醛。它是一种生物凝固剂,可以封闭牙本质小管并且凝固其中的流动蛋白,以降低牙本质小管的渗透性,封闭牙本质小管,从而产生脱敏效果。Gluma 脱敏剂的优点是它不会产生表面膜,不会影响修复体的精确度。

6.极固宁

极固宁是盐类脱敏剂,Ⅰ液的主要成分为磷酸钾、碳酸钾羟苯甲酯钠,Ⅱ液的主要成分为氟化钙、氯化锶和苯钾酸钠。两种溶液先后涂布在敏感牙面上,发生反应产生不溶性钙盐和钾盐堵塞牙本质小管,避免了小管内液体的流动,从而降低牙的敏感性。钾离子还可降低牙神经纤维的兴奋性,抑制神经细胞再极化和冲动的传导,从而降低了牙髓神经的反应性。

7.氢氧化钙制剂

氢氧化钙为碱性药物,pH 为 9～12,最高达 12.4,体外研究报道,氢氧化钙制剂可使牙本质小管内液体流动性减少 21%。临床实验证实,Ca(OH)$_2$ 脱敏剂可促进敏感部位相应的髓腔壁上形成修复性牙本质,降低牙齿的反应性达到治疗的目的。也有学者认为,其脱敏机制可能是 Ca(OH)$_2$ 遇到空气中的 CO_2 生成 $CaCO_3$ 沉积于牙本质小管中。

8.脱敏牙膏和脱敏含漱液

脱敏牙膏大多由硅、氟化物、硝酸钾、草酸钾及中药脱敏成分制成。它们在降低牙本质的通透性,治疗牙本质敏感方面有确切疗效且使用方便。

脱敏漱口水基本上是几种氟化物的混合溶液。美国的 Dentin Block 脱敏漱口水内含 1.09%氟化亚锡、0.40%氟化锡及 0.14%氟化氢。每日含漱 2 次,每次 1 分钟,可有效地封闭牙本质小管从而达到脱敏目的。

采用牙膏或含漱液脱敏的优点是,患者避免了多次医院就诊的麻烦,在家中就能治疗,但一般需 2 周才能起效。

9.其他

碘酚、50%的麝香草酚、4%硫酸镁液、5%硝酸钾液、30%草酸钾液皆可用于牙本质过敏的治疗。

（二）物理方法

1.电凝法

隔湿患牙，用一小棉球蘸10%福尔马林液擦拭过敏点，用球形电极电凝1秒，更换福尔马林液棉球，间隔5秒，再电凝。电凝时间不超过1秒，间隔时间不少于5秒。每次就诊进行10～15次。其作用机制是福尔马林液中甲醛有很好的扩散作用，特别在高温时，福尔马林液释放甲醛固定有机质的效果更佳。

2.激光

目前用于治疗牙本质过敏且经临床验证获得确切效果的有四种。

（1）Nd：YAG激光是最早用于脱敏，也是临床应用最多的一种激光。其作用的机制可能是激光照射于牙本质表面，产生的热效应可在瞬间使牙本质表面的有机物变性，无机物熔融，封闭暴露的牙本质小管口并达到一定深度（试验证实，治疗剂量的Nd：YAG激光封闭小管的深度约为$4\mu m$），从而达到脱敏的目的。使用激光脱敏时，能量的输出参数至关重要：如果能量输出不足，产生的热效应不能达到封闭牙本质小管口，消除敏感症状的目的；若输出能量过大，则有可能损伤牙髓。有学者研究，能量输出30mJ，每秒10个脉冲照射时间2分钟，此剂量的激光既能使牙本质小管口彻底封闭，又不会损伤牙髓。但这个参数并非一成不变，应用时还要根据敏感部位的牙本质厚度、敏感区大小和患者的耐受能力等因素进行灵活调整，力求达到疗效最优和损害最小的完美结合。有研究认为，其远期疗效的维持与照射后可促进修复性牙本质形成有关。总之，Nd：YAG激光治疗牙本质过敏有较好的即刻和远期效果。

（2）CO_2激光的脱敏的机制与Nd：YAG激光相似，同样利用的是激光照射于敏感区牙本质表面所产生的热效应。方法是使用持续波模式，输出功率1W，照射时间5～10秒，此疗效好且持久，对牙髓无刺激。

（3）Ga-Al-As 半导体激光属于低能量激光，目前对其脱敏的作用机制尚不甚明了，可能是由于低功率的 Ga-Al-As 激光能最大限度地引起神经纤维膜对 K^+、Na^+ 通透性增加，使神经末梢动作电位增加；同时可刺激神经轴突的内啡肽形成，降低神经兴奋性，从而起到镇痛作用。与上述两种激光不同，应用 Ga-Al-As 半导体激光脱敏不是直接照射过敏点，而是将激光照射点对准患牙根尖部位的相应区域，以一个非常小的圆周运动照射。对因牙周萎缩、牙根暴露引起的患牙疗效较好，即刻有效率可达 90%左右；但是对面重度磨损所致的牙本质过敏病例有效率显著低于 Nd：YAG 激光。

（4）He：Ne 激光治疗牙本质过敏与 Nd：YAG 激光原理相似，且 He：Ne 激光为低能量激光，不会引起牙髓损害。一般可照射 3 次，每次 3 分钟，以敏感区照射和患牙根尖部照射疗效显著。

3.激光与脱敏剂合用

很多研究尝试将二者合用，取到了良好的脱敏效果，因而日益受到关注。据 Lan 等试验发现，单独应用氟化钠糊剂脱敏，3 小时后用电动牙刷刷牙 30 分钟，在电镜下观察封闭的小管被刷掉，而另一组先用脱敏剂涂擦，然后用 Nd：YAG 激光照射，电镜下观察 90%的牙本质小管内有沉积物且不能被电动牙刷刷掉。将 CO_2 激光与氟化亚锡脱敏凝胶联合使用，也可使脱敏效果更加强大，治疗后 18 个月，治愈率高达 96.5%，扫描电镜观察发现，此时牙本质小管口仍然呈完全封闭状态。

（三）修复治疗

对反复药物脱敏无效者，可考虑做充填术或人工冠修复。个别磨损严重而接近牙髓者，必要时可考虑牙髓失活后修复。

五、畸形中央尖

畸形中央尖（abnormal central cusp）是指位于前磨牙颊、舌牙尖之间的颌面正中央的牙尖，也偶见出现于前磨牙的近中凹、远中凹或者颊舌嵴。畸形中央尖是由于牙齿发育期牙釉上皮向外突起及增生而产生。

【诊断】

畸形中央尖常见于前磨牙，尤其是下颌第二前磨牙最常见，也偶尔累及磨牙、尖牙和切牙，常常对称性发生。畸形中央尖的形态多见圆锥形，有时也呈圆柱形或半球形，高度为 1～3mm，其内常有髓角深入。

畸形中央尖的患牙萌出过程中，若折断或者被磨损后，颌面可见圆形或椭圆形的黑环，中央有浅黄色或浅褐色的牙本质轴，在轴中央有时可见的黑色小点就是髓角。牙髓暴露引发牙髓的炎症时，可以出现阵发性的剧痛，夜间加重。如果不及时处理，可能会发生牙髓坏死，并发根尖周炎，严重的还会出现牙龈瘘管。如果此时牙齿尚未发育完成，根尖就会停止发育。X 线检查根尖呈喇叭状，根尖可能有透射影，也有一些中央尖磨损后有修复性牙本质生成或无髓角伸入，这些牙齿的活力和发育都不受影响。

【治疗】

（1）圆钝且在咬合时无妨碍的畸形中央尖可以不做处理。

（2）牙齿萌出过程中，如果发现有高陡的中央尖，可以对中央尖进行多次少量的调磨，这样可以促进修复性牙本质的生成，避免在患牙到达咬合位置后中央尖折断而引起牙髓暴露。

（3）为了避免多次复诊，可以在局麻下严格消毒，将此尖一次性磨除后，视情况做直接或间接盖髓，充填治疗。

（4）年轻恒牙畸形中央尖磨耗或者折断而导致牙髓炎时，应尽量保存根髓，如无保髓则应采用根尖诱导成形术，促使牙根继续发育完成。

（5）若根尖已发育完成的患牙出现牙髓或根尖周炎的症状，则应做完善的根管治疗。

第三节　牙髓病

一、概述

牙髓病是指牙髓组织的疾病，包括牙髓炎症、牙髓坏死和牙髓变性，其中牙髓炎症是最为常见的。由于牙髓组织处于牙体硬组织包绕之中，只通过根尖孔、侧枝根管和副根管与外界联系，牙髓急性炎症时，血管充血、渗出物积聚，导致髓腔内压力增高，使神经受压，加以炎性渗出物的刺激而使疼痛极为剧烈。

【病因】

引起牙髓病的病因很多，包括细菌因素、物理和化学因素、免疫反应等方面，其中最常见的病因是微生物感染。

（一）细菌因素及感染途径

细菌是牙髓病最重要的致病因素，其细菌主要是兼性厌氧菌和专性厌氧杆菌，如链球菌、放线菌、乳杆菌等。细菌感染牙髓的途径很多，归纳起来大概有三个方面。

1.经牙体的感染

这是最常见的途径，通常是因为牙髓暴露于口腔或牙髓表面的牙本质很薄时才有可能。有实验表明，覆盖牙髓的牙本质厚度小于 0.3mm 时，细菌产生的毒素就能刺激牙髓，如果覆盖的牙本质薄于 0.2mm，就能在髓腔中找到细菌了。细菌进入牙髓后，能产生许多破坏牙髓组织的酶及内毒素，造成牙髓代谢紊乱、血管舒缩功能紊乱以及免疫反应。

（1）深龋：接近或深达牙髓的深龋洞是牙髓最常见的感染途径。深龋洞为相对缺氧的环境，其中多为厌氧菌。

（2）外伤引起的牙折：折断面暴露牙髓或者距牙髓很近，细菌都可能直接或间接感染牙髓。

（3）楔状缺损或严重磨耗露髓：楔状缺损和磨耗都是慢性损伤，都会在相应的部位形成修复性牙本质，所以往往在相当严重的时候才会露髓，如楔状缺损露髓时缺损的深度往往已经接近牙颈部唇（颊）舌径的一半了。

（4）牙隐裂：牙隐裂深达髓腔时，便成了细菌感染的途径。

（5）畸形中央尖：畸形中央尖折断或磨耗，都可能使中央尖内突出的髓角暴露，感染牙髓。

（6）畸形舌侧窝或畸形舌侧沟：窝沟底部往往无釉质覆盖，细菌可以通过很薄的牙本质层进入牙髓。此外，这种结构窝沟底容易发生龋病并迅速发展到达牙本质深层。

2.经牙周感染

牙周组织和牙髓组织通过根尖孔、副根管和侧支根管等相联系，同时这也成为细菌从牙周进入牙髓的通道。只要这些结构暴露于牙周袋内或距牙周袋很近，袋内的细菌或细菌毒素都可能通过它们进入牙髓引起感染。这种经由牙周感染牙髓的途径称为逆行性感染（retrograde infection），所引起的牙髓炎称为逆行性牙髓炎（retrograde pulpitis）。

3.血源感染

这种情况发生率很低，是由于暂时的菌血症，循环于血液中的细菌定殖于已有损伤的牙髓组织，引起牙髓炎症。

（二）化学刺激

1.消毒药物刺激

窝洞充填前是否需要消毒目前尚无定论。如果主张消毒，则应严格选用渗透性和刺激性都很小的消毒剂，以免损伤牙髓。有实验表明，用硝酸银处理浅洞时，能严重损伤牙髓组织，用酚处理深洞后，会导致严重的牙髓病变。因此，目前多主张如做窝洞消毒，可选用刺激性较小的乙醇、氟化钠等。

2.充填材料刺激

复合树脂、自凝塑胶等材料用于充填时，若未采取垫底等保护措施，这些材料中的有毒物质都可以透过牙本质小管刺激牙髓引起牙髓组织的损伤，特别是充填后即刻发生的牙髓炎症反应，很可能就是充填材料中的有毒物质所致。复合树脂充填前处理牙面所用的酸蚀剂和黏结剂都可能会对牙髓组织有或轻或重的刺激。酸处理牙本质时对牙髓组织刺激的强弱与酸的强弱、酸蚀的时间和剩余牙本质的厚度等因素有关，所以建议除严格遵照说明操作以外，对深龋洞在酸蚀前应先用氢氧化钙制剂垫底保护牙髓。磷酸锌水门汀凝固以前含游离的磷酸对牙髓有刺激作用，在深龋洞如果用磷酸锌水门汀直接垫底就会引起下方的牙髓炎症反应。丁香酚有细胞毒性，直接作用于牙髓时能产生血栓，导致牙髓病变。

3.食物刺激

在日常生活中，如果牙体病损（如龋病、牙折等）接近牙髓时，反复的酸甜食物刺激也可能导致牙髓充血，甚至不可复性牙髓炎。

（三）物理刺激

1.温度刺激：①主要的温度刺激来自牙体预备时操作不当，产热刺激牙髓。在牙体预备时应使用水汽喷雾降温。有研究证明，在使用水汽喷雾时，如果剩余的牙本质厚度大于1mm，牙髓无明显的反应，但也有人证明在有水冷却的情况下，低速钻更容易损伤牙髓。另外，间断磨除牙体也能有效地减少产热。②使用金属材料，如使用银汞合金充填深龋洞时，缺乏垫底等隔离措施，食物的冷热刺激反复传导到牙髓，可引起牙髓病变。

2.电流刺激

口腔内如有两种不同金属的修复体接触，如银汞合金和金嵌体接触，在接触或咬合时产生电流，通过唾液传导，对牙髓有一定刺激。另外，牙髓活力电测器或离子导入时使用不当，过量的电流也可引起牙髓病变。

3.气压变化的影响

在乘坐高空飞机或潜入深水时，由于气压的骤变影响牙髓的微循环，可导致牙髓病变急性发作。

4.激光

现在激光在去腐、预防龋病、治疗牙本质敏感症等方面都有应用。但不同类型的激光对牙髓会造成不同程度的创伤，所以要严格掌握适应证和用法用量。红宝石激光对牙髓组织的破坏性最大，Nd 激光的危害性明显小于红宝石激光，CO_2 功率低，对牙髓的损伤最小。

（四）特发性因素

1.牙内吸收

牙内吸收的原因尚不明确，一般认为牙外伤后可以激发牙内吸收。

2.牙外吸收

牙周袋内的炎性组织可能是牙外吸收的原因。牙外吸收破坏到达牙髓以后，可导致牙髓炎症。

【诊断】

对牙髓病的正确诊断是成功治疗的前提，牙髓病的诊断程序包括病史采集、基本临床检查和特殊检查三部分。

（一）病史

询问患者的主要症状和持续时间。牙髓病就诊的患者多因为疼痛不适就诊。详细询问疼痛发生的部位、时间、发作频率、疼痛的性质、有无激发疼痛或者缓解疼痛的因素；了解治疗史及治疗效果；同时还应了解患者的全身病史和用药史，不但可以协助诊断，还可以帮助医师选择最合理的治疗方案，防止意外。

（二）基本临床检查

1.视诊

视诊应有一定的条理，避免遗漏某一部位的检查。首先了解患者的全身及口腔颌面部的情况，面部有无肿胀，皮肤有无窦道及色泽改变，张口型、张口度的情况等；检查可疑区域的牙齿色泽，龋洞的位置、大小、深浅、颜色等情况；有无畸形中央尖折断、畸形舌侧窝或牙外伤等；检查牙周软组织，牙龈有无红肿，有无窦道形成等。一般来说，新鲜的窦道口色较红，略突起，陈1日的窦口色较黄或白、平坦或者稍凹陷。

2.触诊

又称扪诊。触诊主要用来检查根尖部的病变。有无波动感来判断有无脓肿形成，触及乒乓球感表明有囊肿形成。在咬合时触诊牙齿颈部可以判断有无咬合创伤。颌面部肿胀时可以通过触诊了解其范围、质地、有无压痛，并可协助判断其可能的来源及发展程度，还应检查双侧颌下淋巴结以判断波及的范围。

3.探诊

探诊龋损或牙体缺损的范围和深度，有无探痛、穿髓及底穿。若龋洞内有肉芽组织时，可以探诊判断其来源。探诊牙周袋的深度、根分叉的情况等。若有窦道形成，可探诊其来源。

4.叩诊

用口镜柄或镊子垂直或水平叩击需检查的牙齿，一般先从邻牙或对牙开始，再叩击可疑患牙。根尖周组织炎症时垂直叩诊能诱发疼痛，牙周组织炎症时，水平叩诊能诱发疼痛。炎症可由多种因素引起，如牙外伤、正畸力量控制欠佳、过高的修复体、牙周脓肿、牙髓的炎症侵入根尖等。需要注意的是，由于急性根尖周炎叩诊可以引起剧痛，为了避免引起不必要的疼痛影响患者的就诊情绪，应该结合患者的主诉和检查情况，选择合适的叩击力或只用手指按压。

5.松动度检查

用镊子检查牙齿唇（颊）舌（腭）向、近远中向松动的程度。方法是前牙用镊子夹住牙齿的唇舌（腭）侧，后牙用镊子头合拢置于中央窝，向各方向轻轻用力，检查牙齿在牙槽窝内的松动程度。一般将牙齿的松动度分为三度：Ⅰ度：微大于生理动度，相当于 1mm 以内；Ⅱ度：从正常位置向任何方向摇动，动度相当于 1～2mm；Ⅲ度：从正常位置向任何方向摇动，动度大于 2mm，或出现垂直向松动。牙齿松动度通常可以反映牙周炎症破坏的范围，根尖周组织或牙周组织在急性炎症期牙齿松动度较大，通过炎症引流等方法消除炎症后，牙齿还可以恢复稳固。

（三）特殊检查

1.牙髓温度测试

一般正常牙髓可以耐受 20℃～50℃无疼痛，10℃～20℃的冷水和50℃～60℃的热水很少引起疼痛。因此，低于 10℃为冷刺激，高于 60℃为热刺激。牙髓对外来刺激的基本反应为痛觉反应。温度测试就是通过观察牙齿对冷、热刺激的反应来判断牙髓的状态。

热测试法一般采用烫软的牙胶，要注意隔湿并干燥受试牙齿。为了让患者了解测试的感受，不因为恐惧而影响测试结果，先测对照牙再测患牙。测试的位置在牙唇（颊）面颈 173°处，因为这个位置牙釉质薄，容易引起反应。测试时应注意：①温度不要过高，否则会对正常的牙髓造成损伤；②保护牙龈，以免造成假阳性。

冷测试法可以采用冰棒和氯乙烷。由于冰棒融化可能刺激牙龈引起假阳性反应，故以氯乙烷测试较为准确实用。将喷满氯乙烷的小棉球置于牙齿颈 1/3处，观察患者反应，有反应迅速移去。

采用注射器喷热水、冷水用于冷热测试，因其简单方便也被广泛采用。需要注意的是，避免过冷、过热的水损伤牙龈或使牙龈不适有假阳性反应。还应防止水温不足以刺激牙髓产生反应而误认为阴性反应。只有当可疑牙的测试结果与正常对照牙明显不同时才有意义。

2.牙髓电活力测试

通过测试牙髓神经末梢对电刺激的反应，判断牙髓活力。和冷热刺激一样，牙髓对电刺激的反应也是痛觉。

（1）电诊禁忌证：①安装心脏起搏器者；②外伤 6 周以内的牙；③萌出不久的牙；④全冠修复的牙；⑤刚注射麻药的牙；⑥不能隔湿或保持牙面干燥的牙。

（2）探头的位置：将牙髓电测器的探头置于牙冠唇（颊）面的中部。若太接近切缘，下方无牙本质，可引起假阴性；若太接近牙龈，可能烧伤牙龈或因为龈沟液渗出导电而引起牙周膜的假阳性反应。

（3）患者预备：因为检查的成功最终取决于患者的主观感觉，测试前应向患者解释检查的目的和可能引起的感觉，嘱患者一旦出现麻、痛等感觉时举手示意。

（4）测试牙预备：将准备测试的牙隔湿，擦干牙面，用小棉球蘸生理盐水作为导体放在牙面适当的位置上。选1~2颗牙作为对照牙，先测对照牙让患者了解测试的感受，每颗牙做2~3次去平均读数为准。

（5）测试：把电测器拨到0处，将探头放在导体上，读数缓慢上升表明电流在逐渐加大，至患者有感觉举手示意时移开电极，记录这时的读数。

（6）结果分析：可疑牙的读数若与对照牙明显不同才有诊断意义。明显低于对照表明牙髓敏感，明显高于对照表明感觉迟钝。若至最大电流仍无反应表明牙髓坏死。

若电极接触了与牙龈接触的金属修复体（如Ⅱ类洞金属充填物、金属全冠等），牙齿未经隔湿干燥等，都可能会导致电流达到牙周引起假阳性反应。

可能引起假阴性反应的有近期外伤的牙，牙髓可能暂时处于休克状态；新萌出的牙；电极或导体置于树脂或黏固粉等充填物上，而未正确地接触釉质；根管内过度钙化的牙等。

3.X线检查

在对牙髓病的诊断治疗过程中，X线检查是必不可少的，可以通过它了解患牙邻面、髓腔的状况，根管的数量、长度、弯曲度及根尖状况，牙周组织的情况等。窦道中插入牙胶尖后用X线检查示踪，用来帮助判断病灶来源。治疗后X线检查判断治疗效果。

由于X线片是将三维物体二维成像，所以应该仔细阅片并结合临床检查，以减少误诊。在X线片上显示的骨量缺少往往小于实际损失量，颊舌向双根牙则需变换投照角度才能分辨出。

4.咬诊

有空咬和咬实物（比如棉球或小木棍）两种方法，用来检查牙齿有无隐裂、创伤和根尖周炎。根尖周炎时牙齿有浮出感，即使空咬也能感到疼痛，并准确定位。咬木棍时酸痛表示可能有牙本质敏感，若咬物疼痛提示牙隐裂。

5.染色法

利用染料可以渗入牙体裂纹并滞留，来判断牙隐裂。用2%碘酒（或1%甲紫液、2%甲基蓝液）涂擦怀疑隐裂的牙面，再用乙醇擦掉，裂缝部位的颜色仍然存在。

6.嗅诊

就是通过嗅觉来进行检查。揭开髓顶以后，嗅到强烈的腐败性臭气，可以诊断为牙髓坏疽。在根管治疗过程中可用嗅诊判断根管的感染是否得到控制。

7.麻醉和备洞检查

在急性牙髓炎有放射性疼痛而不能明确其来源时，可以麻醉可疑牙或一组牙的牙髓或根尖周，观察疼痛是否减轻。应当注意判断麻醉是否准确有效。

备洞检查是指在不能确定牙髓是活髓或死髓时，例如电诊法不能应用的牙，用备洞的方法判断牙髓活力。应用方法是在不麻醉的情况下，向牙髓方向缓慢地磨除牙体，如果到牙本质层牙齿有相应的酸痛反应即可判断活髓，然后充填。

【治疗】

理想的牙髓病治疗是能消除炎症，恢复健康的牙髓，使其继续行使防御、修复、重建等功能。因此，牙髓病治疗的首要原则是在可能的情况下保存活髓。由于牙髓的解剖生理特点，一旦感染，便很难消炎治愈。应该注意的是髓腔和牙髓组织的增龄性变化很明显，新生恒牙根管粗大，血运丰富，在感染的早期尚可能采取保存活髓的治疗。但对于成年人，尤其是老年人，牙髓病很难治愈，则应采取保存患牙的原则。牙齿失去活牙髓后，牙周组织仍能供给硬组织营养，依然能较长时间地保留在牙列中行使咀嚼功能，但一旦失去活髓，牙齿硬组织便会变脆，容易折断，因此，应采取适当调磨等措施尽量避免死髓牙承受过大力导致劈裂。

（一）无痛方法

牙髓组织对外界刺激都反应为疼痛，尤其是在急性炎症期，疼痛更为剧烈。在治疗过程中任何操作都可能会加重疼痛，导致患者惧怕接受治疗，因此，治疗应该在无痛或尽量减少疼痛的情况下进行。

1.局部麻醉法

常用 2%利多卡因 2～4mL 做局部麻醉。麻醉方法与拔牙时麻醉相同。现在应用于临床的新型局麻药碧兰麻，由 4%阿替卡因和 1∶100000 的肾上腺素组成，不需阻滞麻醉，局部浸润即可获得效果肯定而且持久的局部麻醉，且用量少。但由于含肾上腺素，高血压患者在使用时应谨慎。

2.针刺麻醉

利用中国传统的针刺方法，对一定的穴位进行针刺而止痛。

3.失活法

用化学药物封于牙髓创面上，使牙髓发生化学性坏死，失去活力，从而达到无痛的目的。这种方法用在由于深龋洞露髓，或在用前种方法无痛下开髓后，避免以后的治疗引起疼痛。常用的失活剂有以下几种：

（1）亚砷酸[三氧化二砷（As_2O_3）]为灰白色的粉末，对神经、血管及细胞均有毒性，0.8mg 即足以使牙髓失活。所以在临床用的制剂中加入赋形剂增加体积，另外为了便于观察封药时有无砷剂溢出洞外，可加入色素。亚砷酸对组织的毒性作用无自限性，只能依靠调整封药的时间控制其作用的部位。一般封药 24～48 小时，可以失活冠髓和一部分根髓，在近根尖孔处尚有少许活髓，可以避免药物作用到根尖孔外。如果封药时间过长，砷剂作用通过根尖孔可使根尖周组织发生坏死。亚砷酸的作用与牙髓的状态也密切相关，年轻人牙髓血运较丰富，使药物容易渗透，失活作用较快；老年人根管较细，牙髓退行变性，作用时间也较慢。失活剂直接接触牙髓，失活作用较快，如果放在近髓的牙本质上，则需要较长的时间。需注意的是，根尖孔尚未形成的牙齿，不宜使用亚砷酸失活，以免药物作用达到根尖组织，引起化学性根尖周炎，并可能影响根尖部的继续发育。

（2）金属砷：由于金属砷与牙髓接触后，先被氧化为亚砷酸，再作用于牙髓，所以作用缓慢，较亚砷酸安全。一般需封5~7天，多用于乳牙。

（3）多聚甲醛：多聚甲醛作用于牙髓，引起牙髓血运障碍而使牙髓坏死，并且能使牙髓组织无菌干化。其作用较砷剂温和、缓慢。一般封药时间约2周。

在需要失活牙髓时，应先用挖匙或锐利球钻使髓腔暴露。隔湿、擦干窝洞后将适量失活剂置于穿髓孔处，使之与牙髓组织接触但不要加压，放好后，可在其上放置小干棉球一个，一是为缓解封药时可能产生的轻微压力，二是可以在牙髓有渗出时缓冲压力，以免引起疼痛。放好后，用氧化锌丁香油糊剂暂时封窝洞，注意动作轻柔，不要加压，不要将失活剂推移穿髓孔，更不能推出窝洞接触牙龈导致牙龈甚至牙槽骨烧伤。总而言之，失活成功的两个要点是：①失活剂与牙髓组织的接触；②切不可加压过大引起封药后疼痛。在封药后要向患者详细说明复诊时间以及不及时复诊所产生的严重后果，提醒患者按时复诊。

（二）应急处理

牙髓病应急处理的目的就是缓解疼痛。

1.开髓引流

在局麻下用锐利的钻针迅速穿通髓腔，使炎症渗出物得以引流，降低腔内高压，达到止痛的目的。对于逆行性牙髓炎，则应注意开髓的同时降低咬合。开髓的原则是必须根据髓腔的解剖形态、位置，既能充分暴露髓腔，有利于引流，又尽量保留健康的牙体组织。

2.安抚镇痛

在髓腔暴露以后，用温水轻轻清洗窝洞，洞内置一个浸有镇痛剂如丁香油的小棉球，可以利于症状的缓解，又能隔离食物等外界刺激，以免食物残渣嵌入洞内引起剧痛。逆行性牙髓炎的患牙可在牙周袋内放置浸有镇痛药的药棉以缓解疼痛。

3.药物镇痛

过于敏感，开髓引流后仍不能有效缓解症状，尤其是逆行性牙髓炎的患者，口服镇痛抗炎药物有时是必要的。

（三）盖髓术

盖髓术（pulp capping）是一种保存活髓的方法，就是应用具有保护治疗作用的药物，覆盖于近髓的牙本质或暴露的牙髓创面上，以保护牙髓，使其病变消除。

由于盖髓成功的关键是去除感染和防止再感染，因此在治疗过程中应尽量保证术区、术者、手术器械的无菌。有条件的推荐使用橡皮障和吸唾器。在操作时可以适当给麻药，减少磨牙时疼痛。

1.适应证

深龋引起可复性牙髓炎的可以间接盖髓。意外穿髓、穿髓孔直径不超过0.5mm 的或年轻恒牙急性牙髓炎，无明显自发痛，去腐后穿髓孔小，牙髓鲜红、敏感的病例，可以采用直接盖髓。

2.盖髓剂的选择

理想的盖髓剂应该对牙髓无毒无刺激，能刺激牙本质细胞形成修复性牙本质，具有较强的持续杀菌效果，疗效稳定持久，便于操作。目前尚无完全符合以上条件的理想的盖髓剂。临床上常用的为 $Ca(OH)_2$ 类制剂。氢氧化钙有一定的抗菌作用，强碱性可以中和炎症的酸性产物，有利于消除炎症和减轻疼痛。同时碱性特性对成牙本质细胞的碱性磷酸酶的产生有利，能激活碱性磷酸酶而促进硬组织的形成。羟基磷灰石，生物制剂 BMP 加入了抗生素及皮质激素的盖髓剂也有人尝试用于临床，但效果均有不理想之处。

3.操作步骤

（1）间接盖髓术：常规隔离、消毒后，用无菌器械逐步地去除龋坏的牙本质，由远髓角处向近髓角处进行，边去腐边清洁窝洞，近髓角处可以有少许腐质不去尽，清洗窝洞，将盖髓剂放在近髓处，暂封。观察1~2周无症状则可永久充填。

（2）直接盖髓：基本操作同前，但必须去尽龋坏组织，尤其注意最后处理近髓穿髓处，不要污染穿髓孔处。在控制出血后放盖髓剂，观察1~2个月后，无症状可行永久充填。

（四）活髓切断术

活髓切断术（pulpotomy neurotomy）是除去有局限性炎症的冠髓，保留健康根髓的方法。这种治疗方法适用于慢性牙髓炎、治疗时意外穿髓或牙外伤冠折露髓的年轻恒牙，使年轻恒牙的根尖孔能继续发育。

操作步骤：

1.麻醉、隔湿、消毒患牙。

2.去腐

用锐利挖匙或球钻去腐，注意边去腐边清理窝洞，去腐净后用3%过氧化氢冲洗，75%乙醇消毒窝洞和牙面。

3.揭髓室顶、切冠髓

用严格消毒的高速钻扩大达髓室顶,冲洗,用锐利挖匙从根管口处切除冠髓。

4.置盖髓剂、暂封

用温生理盐水将髓腔冲洗干净，棉球吸干，如果仍出血不止可用0.1%去甲肾上腺素棉球轻压止血。将盖髓剂放在牙髓断面和髓室底，厚度约1mm，用氧化锌丁香油糊剂暂封。

5.永久充填

1~2周后复诊，无自觉症状，无叩痛，则可去除大部分暂封剂，磷酸锌水门汀垫底后做永久充填。疗效判断：活髓切除术的成功率各家报道不一，一般在70%以上。其成功的标准为治疗后两年患牙无自觉症状，无阳性检查体征，牙髓活力测验正常，X线显示切髓处有修复性牙本质生成，根尖继续发育，无牙内吸收和根尖周病变。值得注意的是，由于牙髓组织的特殊性，建议年轻恒牙一般在根尖孔形成后做根管治疗。

（五）开髓术与拔髓术

1.开髓术

开髓术是用机械的方法钻开牙髓腔，以解除牙髓疾病时髓腔内压力增高产生的剧烈疼痛，并为进一步治疗做准备。

2.拔髓术

拔髓术是在开髓之后，用根管器械去除全部牙髓，清除病原刺激物，为下一步牙髓治疗做准备。

二、可复性牙髓炎

可复性牙髓炎是牙髓炎症的早期阶段，在此阶段，牙髓炎症可以得到控制，牙髓可以恢复正常，故称为可复性牙髓炎。

【诊断】

（一）临床表现

（1）患牙无自发痛。

（2）受温度刺激时，产生短暂尖锐的疼痛，刺激去除后，疼痛立即消失。

（二）诊断要点

（1）临床表现无自发痛，有刺激痛。

（2）检查发现深龋或深窝洞，或其他牙体硬组织损害接近牙髓。

（3）探诊敏感，无穿髓孔。

（4）温度刺激敏感.,刺激去除后疼痛消失。

【治疗】

（1）去除刺激，消除炎症。

（2）行间接盖髓术，待无症状后充填治疗。

三、急性牙髓炎

急性牙髓炎又称有症状不可复性牙髓炎，是一种疼痛十分剧烈并且不可恢复的牙髓炎症反应，多为慢性牙髓炎的急性发作。

【诊断】

（一）临床表现

急性牙髓炎临床表现特点是发病急骤，疼痛剧烈。急性牙髓炎的疼痛具有以下特点：

（1）自发性和阵发性疼痛。

（2）疼痛常在夜间发作。

（3）疼痛常不能定位。

（4）温度刺激使疼痛加重。

（二）诊断要点

（1）典型的疼痛特点。

（2）患牙可患有深龋、深牙周袋或其他牙体硬组织的实质缺损，近髓腔或已穿髓。

（3）探诊剧烈疼痛。

（4）叩诊无明显不适。

（5）牙髓活力测试：温度刺激使疼痛加重，刺激去除后疼痛仍持续。电活力测试，早期低于正常，晚期往往高于正常。

【治疗】

（1）去除病变牙髓组织，保存患牙。

（2）局麻下开髓、拔髓，也可封失活剂后拔髓。根据具体情况选择根管治疗或牙髓塑化治疗。

（3）治疗条件受限或因根管形态复杂时，也可考虑做干髓术。

四、慢性牙髓炎

慢性牙髓炎又称无症状不可复性牙髓炎，多为龋病所致的慢性炎症，也可由急性牙髓炎或其他牙髓损伤转变而来，病程较长，缺乏剧烈的自发性疼痛。

【诊断】

（一）临床表现

（1）患牙无剧烈的自发性痛，但可能有较轻微的自发性钝痛。

（2）有长期冷热刺激痛病史，去除刺激后疼痛持续较长时间。

（3）有轻度咬合痛或叩痛。

（4）一般可定位患牙。

（5）X 线照片检查可见根尖周间隙增宽或硬板模糊。

（6）慢性增生性牙髓炎多发生于青少年乳、恒磨牙龋洞穿髓孔较大者，有红色肉芽组织充满龋洞，探时易出血。

（二）诊断要点

（1）既往可有自发痛史，或长期冷、热刺激痛，或有咀嚼食物痛，也可无明显自觉症状。

（2）无剧烈的自发疼痛，可有钝痛或胀痛，可以定位。

（3）检查有深龋洞、深牙周袋或其他牙体硬组织疾患。

（4）探诊可发现穿髓孔，探痛明显，也可无穿髓孔，可发现牙髓息肉。

（5）叩诊不适或叩痛。

（6）温度测试反应迟钝或敏感。

【治疗】

治疗原则为保存患牙。根据具体情况选择根管治疗、牙髓塑化治疗或干髓术。

五、逆行性牙髓炎

逆行性牙髓炎是牙周病患牙的牙周组织破坏后，感染通过根尖孔或侧支根管、副根管进入牙髓引起的牙髓炎症。

【诊断】

（一）临床表现

（1）患牙可表现为典型急性牙髓炎症状。

（2）患牙也可呈现慢性牙髓炎的表现。

（3）患牙均有长时间的牙周炎病史。

（二）诊断要点

（1）自发性和阵发性疼痛，冷、热刺激痛或有放射性疼痛。

（2）检查牙体一般无龋坏，但可发现深牙周袋或有创伤性咬合。

（3）叩诊往往呈阳性。

（4）X线片检查可见根周牙槽骨吸收。

（5）早期对冷热诊和电诊敏感，晚期则反应迟钝。

【治疗】

（1）患牙应尽可能保存。

（2）患牙行根管治疗。

（3）在根管治疗同时进行牙周治疗。

六、牙髓坏死

牙髓坏死是指由于牙髓组织的急性或慢性炎症，或者创伤所致血液循环的突然停滞等因素造成的牙髓组织的局部或全部死亡。

【诊断】

（一）临床表现

（1）患牙一般无自觉症状。

（2）患牙牙冠可变色。

（3）局部牙髓坏死者可有不可逆性牙髓炎症状。

（二）诊断要点

（1）一般无自觉症状，部分患者可有牙髓炎症状，既往有自发痛史、外伤史、无肿胀史。

（2）可查到深龋或充填物，或仅有牙冠颜色改变。

（3）探穿髓孔无反应，部分患者探至牙髓深部时有痛感。叩诊轻度不适或无不适。

（4）温度或电活力测试均无反应。

（5）开放髓腔时可有恶臭。

（6）牙龈无根尖来源窦道。

（7）X线影像示根尖周组织无明显异常。

【治疗】

（1）前牙做根管治疗，年轻恒牙先做根尖诱导成形术，再做根管治疗术。

（2）后牙可做根管治疗或塑化治疗。

（3）前牙变色可在根管治疗后做牙内漂白，或做贴面、全冠等修复。

七、残髓炎

经过牙髓治疗后，仍然残存的牙髓组织发生炎性反应，称为残髓炎。

【诊断】

（一）临床表现

（1）自发性钝痛，放散性痛，温度刺激痛。

（2）有咬合不适感或轻微咬合痛。

（二）诊断要点

（1）患牙有牙髓治疗史。

（2）有自发性钝痛等牙髓炎症状。

（3）温度刺激痛和咬合痛，温度测试有活力。

（4）叩痛或叩诊不适。

（5）去除原充填物探查发现根管内有探痛的残髓。

【治疗】

患牙需重做根管治疗。

八、牙内吸收

牙内吸收又称特发性吸收，其病因不明。

【诊断】

（一）临床表现

（1）一般无自觉症状，多在 X 线片检查时偶然发现。

（2）少数病例可出现自发性阵发痛、放散痛和温度刺激痛等牙髓炎症状。

（二）诊断要点

（1）一般无自觉症状，少数病例可出现类似牙髓炎症状。

（2）晚期可见粉红色牙冠，或牙冠穿孔甚至折断。

（3）X 线检查可见髓室或根管有不规则扩大的影像。

【治疗】

（1）吸收不严重的患牙做根管治疗。

（2）吸收严重、硬组织破坏较多的牙应拔除。

九、牙髓钙化

牙髓钙化可发生于健康或老年牙髓，但发生率随年龄增加。牙髓钙化有两种形式，一种是结节性钙化，又称作髓石；另一种是弥漫性钙化。

【诊断】

（一）临床表现

（1）一般无自觉症状。

（2）极少病例发生自发性、放射性疼痛，与温度刺激无关。

（二）诊断要点

（1）X 线检查发现髓腔内髓石。但应注意，一些牙髓钙化病例在 X 线片上是不阻射的。

（2）确定疼痛是否为髓石所引起，必须排除其他牙髓病因后才能确诊。

【治疗】

（1）无症状牙可不处理。

（2）有症状患牙行根管治疗或塑化治疗。

第四节　根尖周病

根尖周病（periapical disease）是指发生在牙根尖周围组织的炎性疾病。根尖周组织包括根尖周牙周膜、牙槽骨和牙骨质等组织。根尖周牙周膜存在于牙骨质和牙槽骨的间隙中，急性炎症使局部组织压力增加，从而刺激牙根尖周神经引起剧烈疼痛。根尖周牙周膜有敏锐的触觉受体，使患者能够明确地指出患牙部位。根尖周组织的侧支循环较为丰富，自我修复能力强，根尖周炎症时，能够清除炎症产物，在得到合理的治疗去除刺激来源以后，可以恢复和痊愈。

【病因】

根尖周病的原因从病原刺激的性质来看有感染性和非感染性之分，从机体对病原刺激的反应看主要为免疫反应。

（一）细菌感染

1.感染途径

（1）牙体途径：细菌经由牙体感染牙髓最终波及根尖周组织是一个最常见的途径。牙体疾病导致牙髓感染，根管内的细菌及其代谢产物通过根尖孔或侧支根管扩散到根尖周组织引起根尖周病，还可见少数患牙根尖病变是通过邻牙的根尖周病变扩散而来。

（2）牙周途径：在较严重的牙周病时，深牙周袋中的细菌可以直接感染根尖周组织，还可以通过侧支根管感染牙髓再由感染的牙髓组织通过根尖孔感染根尖周组织。

（3）血源感染：感染通过血循环进入根尖周组织，引起感染，这种情况在临床上少见。

2.根尖周感染的细菌

根尖周病是混合菌感染，以厌氧菌尤其是专性厌氧菌为主，它们与根尖周病的发生发展有密切的关系。G$^-$厌氧杆菌如类杆菌、梭杆菌及G$^+$厌氧杆菌和根尖周病变广泛的感染有关；类杆菌和消化链球菌与根尖部出现疼痛、肿胀、压痛、叩痛等症状和形成窦道有关，其中特别是产黑色素类杆菌群中的中间普氏菌、牙龈卟啉菌、牙髓卟啉菌与根管内恶臭和急性根尖周炎症有密切关系；放线菌与顽固根尖周病和窦道经久不愈等有关。

3.细菌的侵袭性

感染根管内或根尖周组织中的细菌可以产生多种有害物质，直接破坏组织细胞，或通过引发机体的防御反应导致组织损伤。

（1）内毒素：内毒素是G$^-$细菌的胞壁脂多糖，可以在细菌死亡时崩解释放，也可以由活菌释放，它具有较强的细胞毒性作用和免疫原性作用，从而具有强有力的致炎作用。感染根管中有很多G$^-$细菌，内毒素较细菌本身更具有渗透性，所以内毒素在根尖周破坏中起着重要的作用。

（2）酶：细菌产生释放的透明质酸酶能使细胞组织中的透明质酸溶解，胶原酶可溶解结缔组织中的胶原蛋白，明胶酶可破坏胶原中的明胶，链激酶和葡萄球激酶可溶解血凝块，溶血素可破坏血红细胞，杀白细胞素可以破坏白细胞，这些酶均能导致组织崩解而更有利于细菌扩散。还有一些酶可以保护细菌不被清除，如凝固酶能保护细菌不被吞噬或不被抗体作用，抗调理素可阻止噬菌的作用。这些有破坏作用的酶，也称作侵袭性酶，导致组织的崩解破坏和感染的扩散。

（3）细菌的分解和代谢产物：细菌的分解和代谢产物，如氨、硫化氢、有机酸等有细胞毒性，能直接毒害细胞，导致组织损伤；或能诱发机体免疫反应，间接造成组织损伤。

（4）菌毛和荚膜：放线菌、产黑色素类杆菌等都有菌毛，菌毛有利于细菌的附着；荚膜也是细菌的重要毒力因子，它在厌氧菌的自身防卫和宿主组织破坏中起重要作用，类杆菌、伴放线放线杆菌等都有荚膜。

（二）创伤

创伤包括急性创伤和慢性创伤。牙齿的急性创伤包括跌伤、暴力撞击、咀嚼时突然咬到硬物、不适当的快速正畸等。慢性创伤如慢性咬合创伤、磨牙症等都可损伤根尖周组织引起病变。根管治疗过程中器械超出根尖孔或根管充填时的超充也可以直接刺伤根尖周组织引起根尖周病。

（三）化学刺激

在治疗牙髓病或根尖周病的过程中，使用药物不当，药物作为一种化学刺激，刺激根尖周组织引起根尖周炎称为化学性或药物性根尖周炎。例如，砷用于失活牙髓时，封药时间过长作用超出根尖孔刺激根尖组织或不适当地用于年轻恒牙。在根管内放置腐蚀性药物如甲醛甲酚或酚醛树脂液过多，特别是在治疗根尖孔较大的牙齿，药液自根尖孔溢出引起根尖周炎。

（四）免疫因素

根尖周病就是机体对侵入髓腔的抗原物质的免疫应答在根尖周组织的局部表现。有研究证实，根管内的细菌及其代谢、分解产物，坏死的牙髓及其分解产物，变性的牙髓等都具有抗原性，许多用于根管治疗的药物如甲醛甲酚、樟脑酚等是半抗原，可与组织内的蛋白质合成为全抗原，也能引起根尖周组织的超敏反应。根尖周病的发生、发展、转归都是细菌的感染和宿主的抗感染两方面斗争的结果。

【诊断】

根尖周病可分为急性根尖周炎和慢性根尖周炎。

（一）急性根尖周炎

急性根尖周炎是发生在牙根尖周围的局限性疼痛性炎症，多是由于牙髓感染与机体抵抗力降低所致。按照发展过程，可分为急性浆液性根尖周炎和急性化脓性根尖周炎。

1.急性浆液性根尖周炎

急性浆液性根尖周炎是急性根尖周炎或慢性根尖周炎发展过程中的早期变化，表现为根尖部牙周膜急性炎症反应、牙周膜充血、血管扩张、血浆渗出引起组织水肿、急性炎细胞浸润，根尖区牙骨质及牙槽骨无明显改变。

（1）临床表现：一般初期无明显的自发痛，有时有轻微的钝痛。咬合痛是急性根尖周炎的典型症状，在病情发展的不同阶段表现也有所不同。早期患者自诉患牙根尖不适、发木或者患牙有浮出的感觉，咬合时患牙首先与对牙接触，咬紧牙片刻后疼痛可以暂时缓解，这是因为根尖周牙周膜轻度的充血、水肿，紧咬牙在根尖部的力量使充血产生的压力向侧方分散。随着病变的发展，出现因为咬合痛而不敢咬牙的症状，这是因为根尖周牙周膜严重充血、水肿，根尖周间隙的压力很大无处释放，咬牙时不但不能使压力分散，反而加重了局部的压力。同时随着根尖部炎性渗出物的增加，患牙浮出感和伸长感也逐渐加重。疼痛的性质由原来的钝痛转为持续性自发性疼痛。疼痛范围局限，不放射，患者能明确指出患牙。

检查时叩诊可以引起剧烈疼痛，扣压患牙的根尖相应部位也能引起疼痛。由牙髓病导致根尖周炎的可能牙髓已坏死或大部分坏死，对冷热诊和电诊无反应或反应很弱。由于外伤等原因导致的根尖周炎，牙髓可以仍然有活力。

（2）诊断：根据可以定位的持续性自发痛而不敢咬合，明显的叩痛不难诊断。

2.急性化脓性根尖周炎

急性化脓性根尖周炎也称作急性牙槽脓肿，多是由急性浆液性根尖周炎发展而来，也可由慢性根尖周炎转化而来。根尖部渗出物逐渐增多，白细胞坏死、液化形成脓液。

（1）临床表现：急性根尖周炎表现为持续的剧烈跳痛。根据脓液所侵犯的部位不同在表现上略有区别。牙髓一般已无活力，临床检查见患牙多已变色或失去光泽。严重者伴有全身乏力、发热、失眠等全身症状。当脓液积聚在根尖附近时，常沿阻力小的部位排脓。以下是四种可能扩散途径：

①经根尖孔、根管从龋洞排脓：这是损伤最小的一种排脓方式，但只有根尖孔粗大、根管通畅以及龋洞开放的患牙才有可能经此通路扩散。在急性根尖周炎症应急处理时，经过开髓、拔髓、探通根尖孔，充分开放此通路，促使脓液由此通路排出。

②经牙周间隙由牙龈沟排脓：这种排脓方式多见于有牙周损害的患牙，根尖脓肿和牙周袋接近，脓液通过牙周袋排出，其结果是牙周窦道形成。由于牙周膜纤维破坏较多，这种排脓方式可导致牙齿松动加重，甚至脱落，预后较差。乳牙和年轻恒牙由于牙周组织较疏松，脓液易沿牙周膜扩散经龈沟排出。但是与成年患者相比，儿童时期组织的修复再生能力强，炎症消除后，牙周组织能愈合。

③通过唇（颊）或舌（腭）侧牙槽骨从黏膜或皮肤排脓：脓液沿骨质最薄弱的部位排出，唇颊侧骨壁薄，脓液可穿过此壁骨膜至黏膜下，诱发形成牙龈窦管。若穿破骨膜进入咬肌间隙，可穿破皮肤形成皮窦管。下切牙的根尖脓肿可穿破颏部皮肤形成颏窦管，上颌牙根尖位置高，可在眶下部形成皮窦管。根尖若接近舌（腭）侧骨壁，则根尖脓肿的脓液常穿破舌（侧）侧骨壁和黏膜形成龈窦管。此种排脓方式途径复杂，症状也较严重，常伴发颌面部蜂窝织炎，有的患者有发热、乏力等全身伴随症状。

④脓液向上颌窦或鼻腔排出：这种方式少见，发生于低位上颌窦的患者。因上颌第二前磨牙和上颌第一、二磨牙根尖有时与上颌窦黏膜毗邻，脓肿可向上累及上颌窦，引起上颌窦炎和向上颌窦排脓。向鼻腔内排脓的情况亦很少见，只有当上颌中切牙牙根很长，根尖接近鼻底时，脓液可以穿破鼻底沿骨膜上升，向鼻腔排脓。

（2）诊断：患牙有可以定位的持续性自发痛，疼痛程度一般较剧烈。无牙周袋但牙松动，有浮出感，叩痛明显。根尖部牙龈发红或肿胀，有的可以触及深波动感。

（二）慢性根尖周炎

慢性根尖周炎多无明显的自觉症状，有的患牙可在咀嚼时偶尔感到轻微疼痛，有的甚至无任何异常感觉。在身体抵抗力降低时慢性根尖周炎又可转化为急性根尖周炎，称作慢性根尖周炎急性发作，因而许多慢性根尖周炎有反复疼痛、肿胀的病史。

根管内存在感染和其他病原物时，刺激根尖孔处的牙周膜发生慢性炎症反应。根尖孔处的牙周膜形成炎性肉芽组织，肉芽组织的周围分化出破骨细胞，造成牙槽骨和牙骨质的吸收。肉芽组织中大量淋巴细胞浸润，成纤维细胞增多，炎细胞浸润可以吞噬侵入根尖周组织的细菌和毒素，成纤维细胞可以增殖产生纤维组织，并且可以形成纤维被膜，将感染限制在局部，这种反应可以看作机体对疾病的防御反应,但这种反应不能达到彻底消毒根管内病源刺激物的目的。当自体抵抗力较强或病源刺激物的毒力较弱时，慢性炎症可以保持相对稳定的状态；纤维成分在肉芽组织的周围形成被膜，牙槽骨的吸收也暂时停止，甚至可以产生成骨细胞，在周围形成新生的骨组织，原破坏的骨组织得到修复，病变区缩小。但当机体抵抗力弱或病源刺激物的毒力加大时，肉芽组织中的纤维成分减少，炎症成分增多，产生较多的破骨细胞，造成更大的骨质破坏，炎症肉芽组织则取代了骨破坏的区域。炎症肉芽组织体积增大后，血循环很难达到中心部，根尖孔附近的肉芽组织可以发生坏死、液化，形成脓腔。如果牙周间隙内有发育期留下的上皮剩余，经过慢性炎症的刺激，这些上皮细胞可以增长为上皮团块或上皮条索。较大的上皮团中心由于缺乏营养，发生退行性变、坏死及液化，形成囊肿。

综上所述，慢性根尖周炎的主要病理变化是炎症肉芽的形成及牙槽骨的破坏。这一过程可能是破坏与修复双向进行的，一旦根管中的病源刺激物得到消除，炎症肉芽组织就可以向修复的方向进行，纤维成分代替炎症成分，破坏的牙槽骨重新修复。慢性根尖周炎按照病变类型不同可以分为慢性根尖周肉芽肿、慢性根尖周脓肿、根尖囊肿和慢性根尖周致密性骨炎。

1.根尖肉芽肿

（1）根尖肉芽肿是根尖周组织受到轻微的感染刺激后产生的一团炎症肉芽组织。肉芽肿的形成与从根尖孔、侧支根管或副根管来的感染刺激密切相关，因而可以发生在这些部位相应的地方，即根尖、根侧和磨牙的根分叉处。

（2）患牙一般无疼痛，有时有咀嚼不适、咬合无力。患牙多有深龋，牙髓多已坏死、分解，牙齿变色，对冷、热诊和电诊均无反应，极少数牙髓尚有活力，电诊为反应迟钝。叩痛不明显。在肉芽组织的活动期，感染扩散、骨质破坏较多时，根尖部有压痛，机体抵抗力下降时，可出现叩痛和咬合痛。X线摄片检查，表现为围绕根尖部的圆形或椭圆形边界清楚的透射区，直径一般小于1cm，周边骨质正常或稍显致密。由于无典型的症状，临床上诊断主要依靠 X线摄片检查。

2.慢性根尖周脓肿

（1）根尖肉芽组织中心部分的细胞坏死、液化，形成脓液，就是慢性根尖周脓肿，又称慢性牙槽脓肿。急性根尖周脓肿未经治疗或治疗不彻底，急性症状消失后，根尖部潴留的脓液被周围的纤维结缔组织包绕，也可形成慢性根尖周脓肿。慢性根尖周脓肿可以分为有窦型和无窦型。当急性根尖周脓肿自行破溃或切开引流后，遗留窦道口成为有窦型慢性根尖周脓肿，窦道口管与口腔黏膜或皮肤通连，窦道的管壁为上皮组织，上皮下层的结缔组织中有极多的炎细胞浸润。

（2）症状与根尖肉芽肿相似，多无明显自觉症状，因而无窦型在临床上很难与根尖肉芽肿区别。有窦型者可在牙龈表面发现窦道口，呈粟粒大小的肉芽组织状，多数位于患牙根尖的唇颊侧，但也有开口于舌腭侧的，例如上颌磨牙腭根的根尖脓肿可开口于腭侧。也偶见开口于远离患牙根尖部的地方或开口于皮肤的。这种情况应认真检查，结合冷热诊、电诊，必要时可用牙胶尖示踪法以确定窦道和患牙的关系。有窦型由于脓液可以从窦道口排出，不易转化为急性炎症，而无窦型在机体抵抗力降低时，容易转为急性根尖周脓肿。慢性根尖周脓肿在 X 线片上可表现为根尖部透射区，形状不像根尖肉芽肿那样规则，透射区边界模糊，周围骨质较疏松，可呈云雾状。

（3）有窦型根尖周脓肿不难诊断，无窦型因为在症状和表现上与根尖肉芽肿相似，主要依靠 X 线表现区别诊断。

3.根尖囊肿

（1）根尖囊肿可以由根尖肉芽肿或慢性根尖脓肿发展而来。在含有上皮的根尖肉芽肿内，由于慢性症状的刺激，上皮团块不断增生时，上皮团的中央得不到来自结缔组织的营养，发生变性、坏死、液化，形成小囊腔。由于囊腔中的囊液含有坏死、变性的细胞，使囊腔的渗透压增高，周围组织中的组织液渗入使囊液增加，囊肿也逐渐增大。慢性根尖脓肿周围的上皮细胞沿脓腔表面生长，形成上皮衬里，也可形成囊肿。

（2）囊肿分为囊壁和囊腔，囊壁由三层组成，内层为上皮衬里，外层为致密的纤维结缔组织，两层中间为慢性炎性细胞浸润的肉芽组织层。囊腔中的囊液为浆液性，黄褐色清澈透明，内含变性、坏死和脱落的上皮细胞。囊肿不断增大，可使周围的骨质受压吸收。由于囊肿的生长极为缓慢，周围骨质这种缓慢刺激，形成致密的骨硬板包围囊壁。因此在 X 线摄片检查时可见透射的囊腔周围有阻射的白线。

（3）根尖囊肿生长缓慢，一般无自觉症状。患牙多已死髓，牙体变为黄色或深灰色，无光泽，叩诊可有不适。小囊肿不易被发现，囊肿发展到较大时可引起根尖相应部位的膨胀，黏膜表面不发红，扪之有乒乓球感，这时囊肿外仍有一层很薄的骨板存在。囊肿过度增大时，周围骨质被压吸收可引起牙齿松动或压迫邻牙使牙根移位或牙根吸收。

（4）主要依靠 X 线摄片检查。根尖囊肿表现为患牙根尖圆形透射区，边界清楚，周围有骨白线包绕。但较小的根尖囊肿在 X 线片上与根尖肉芽肿不易区别，应结合临床表现加以分析，例如在根管内发现有较稀薄的透明渗出液时，则可疑为渗入根管的囊液，若置于显微镜下观察到胆固醇结晶，则可证实为根尖囊肿。现在更可以凭借先进的 CT 和 CT 三维齿科重建技术，不但能清晰地看到骨质中很小的囊肿变化，还可看到囊肿更接近颊侧还是舌侧以及相关的牙根与囊肿的关系，不会被二维 X 线片颊、舌侧骨质所干扰。大型的根尖囊肿应与颌骨囊肿和造釉细胞瘤相鉴别。

4.慢性根尖周致密性骨炎

身体抵抗力强的患者，患牙接受的刺激又很微弱时，根尖部的牙槽骨不发生吸收，而是在根尖周局部增殖形成一团致密骨，称为致密性骨炎，这是一种防御性反应。骨小梁较周围致密，骨髓腔小，因而 X 线片表现为根尖部局限性的不透射影像。患者无症状，也无根尖部反复疼痛、肿胀的病史，只能依靠 X 线片诊断。

【治疗】

根尖周病的治疗目的是缓解疼痛、消除炎症、保存患牙。在根尖周病的治疗过程中，必须注意坚持以下原则，才能保证治疗的有效和成功：①充分引流。可根据具体情况经根管或者脓肿肿胀处切开，但只有炎性渗出得到充分的引流，治疗才能得到肯定的效果。②彻底清创。彻底清除髓腔内会对根尖周造成刺激的一切病原物，包括细菌及其产物、坏死的牙髓组织等。③患牙制动。在根尖周病的治疗过程中，常规对患牙进行调磨，以减轻咬合力量，缓解疼痛，阻止炎症扩散。同时有些根尖周炎的患牙就是因为猛烈的创伤所导致的，所以一定要重视调磨，把它看作治疗过程中重要的一个步骤。④避免再损伤。在整个治疗过程中，严格按照工作长度操作，避免器械穿出根尖孔损伤根尖周组织，防止将感染物和坏死的牙髓推出根尖孔，尽量防止化学药物渗出根尖孔。⑤无菌操作。这是治疗成功的关键，如果在治疗过程中不慎将体外细菌带入根尖周组织内，可能引起严重后果。

（一）治疗原则

在制订治疗方案时，应详细了解患者的口腔局部和全身病史，以权衡利弊，选择合适的时机，制订患者个性化的治疗方案，并向患者详细交代。

1.解除疼痛

急性根尖周炎可以引起剧烈的、难以忍受的疼痛，因此应及时采取措施，缓解疼痛，消除炎症。

2.保存患牙

死髓牙经过完善的治疗仍可以长期保留，行使咀嚼功能，因此即使是牙体严重缺损的患牙，只要牙根条件较好，就应该积极治疗，尽量保存患牙，以维持牙列的完整。

（二）应急处理

根尖周急性炎症的处理，主要是缓解疼痛及消除肿胀，因此在操作时应尽量减少人为的因素给患者带来的痛苦。

1.开放髓腔引流

对于急性浆液性根尖周炎和根尖肿胀阶段，应尽量从根管引流。开髓后，需拔除牙髓组织，打通根尖孔，使渗出物及脓液通过根管引流，以缓解根尖部压力，解除疼痛。开髓时应尽量用手固定牙齿，减少牙齿震动，动作也要轻巧，防止疼痛加重导致患者不能配合治疗。根管开放后在髓室内置一个碘酊棉球或在根管内放置蘸碘酊的细棉捻，以防食物堵塞根管，引流不畅。严重时可每日或隔日用过氧化氢及生理盐水交替冲洗，清理根管通道，加速引流。

2.肿胀切开排脓

急性化脓性根尖周炎，发展到骨膜下或黏膜下脓肿时，单纯根管开放已经不能达到引流的目的，必须在局麻下切开排脓。麻醉方法可以根据脓肿的位置深浅，选择脓肿周围局部浸润麻醉（注意勿注射到脓腔内）或表面麻醉。脓肿切开的时机掌握在急性炎症的第4～5天，局部可触及波动感，若不易判断时可穿刺检查，若回抽有脓可即刻切开。若切开过早，不但达不到引流的目的，还会给患者增加痛苦。切开时方向一般是从后向前，以免切断神经和血管，切口要足够长以利于引流，必要时在扩开脓腔后可放置橡皮引流条，每日更换，直至基本无脓时撤出。

3.安抚治疗

化学药物刺激导致的急性根尖周炎，应及时去除刺激物，反复冲洗根管后，重新封药，注意药物切勿过饱和，勿超出根尖孔，也可以更换刺激更小的药物。对于根管填充引起的根尖急性炎症，如果超充，可去除根充物，封药安抚，以后再行填充；如果根充良好，可以对症处理，辅以理疗。

4.调合磨改

由外伤引起的急性根尖周炎，调合磨改可使其减轻负担，得以休息，有可能使牙髓和根尖周症状消除。即便是死髓牙也应常规调，不但可以缓解症状，还可以降低牙折的可能。

5.消炎止痛

一般可以视情况用抗生素药物和止痛药物。

6.急性期拔牙

对于无保留价值的患牙，应把握时机，立即拔除，经牙槽窝引流以迅速缓解症状。在急性炎症期为了防止炎症扩散，必须同时全身给抗感染药物。

（三）根管外科

完善的根管治疗已经能使大部分牙髓病、根尖周病的患牙得以长期保留，行使功能。但有些患牙仅用根管治疗难以治愈，而根管治疗后再辅以根尖外科手术治疗，则有可能尽量保留患牙。

1.适应证

较大的根尖囊肿，根管治疗并不能消除病变，需手术刮除囊壁，病变才能修复。根管治疗过程中器械折断超出根尖孔，或不能吸收的根管充填物超出根尖引起根尖周刺激症状的，或慢性根尖周炎的患牙治疗后仍长期不愈的，都需要做根尖手术治疗。

下颌前磨牙根尖接近颏孔或上颌前磨牙或磨牙根尖近上颌窦的，都不宜做根尖刮治术。急性炎症期的患牙应先消炎后再行手术。选择手术治疗前还应该了解并评估患者的全身情况，如风湿病、活动性结核病、肝炎等，都会影响创口的愈合。

2.术前准备

（1）了解患者全身和局部情况，选择合适的适应证，向患者交代手术情况及预后。根管治疗可选择在术前或术中做。

（2）术前仔细观察 X 线片，了解牙根的形态、病变的部位、骨质破坏的范围和邻近的解剖关系（如邻牙牙根、下牙槽神经、上颌窦等）。

3.手术步骤

（1）术前准备：常规消毒，麻醉。

（2）切口：在患牙根尖部位黏膜做约 2cm 长的弧形切口，凸面向龈缘，注意切口下方应有骨组织支持。切开时深度直达骨面。用骨膜剥离子将黏骨膜瓣从骨面上分离，注意勿撕裂骨膜引起过多出血。

（3）暴露病损区：暴露根尖区后，如骨质已有破坏，可顺着破坏区稍扩大，充分暴露根尖和根尖破坏区；若翻瓣后见骨板完整，可在根尖相应的位置去骨开窗，暴露根尖破坏区。

（4）切除根尖：用骨凿或裂钻去除根尖，并且将牙根断面挫磨光滑，为了使牙齿稳固，至少要保留牙根的 2/3。

（5）根尖周搔刮：根尖切除后，用挖匙仔细搔刮根尖周的病变组织，注意不要遗留死角。若为囊肿，应将囊壁完整刮除，不残留上皮组织以防复发。刮治后，将锋利的骨边缘挫圆钝，用生理盐水冲洗骨腔，以防遗留骨片或异物，影响伤口愈合。

（6）对于各种原因导致的根管不通畅无法做完善的根管充填时，可以在切除根尖后，进行根管倒充填术。将根尖孔稍扩大形成固位形，用银汞合金填充，从而将根尖孔封闭。充填时用生理盐水纱条填塞骨腔，防止碎屑落入，充填后清理剩余充填物，取出纱条，再用生理盐水冲洗，以免骨腔内残留充填物。

（7）关闭伤口：搔刮骨面，待血液充满骨腔时，将龈瓣复位、缝合。过大的骨腔可以用人工骨作为骨腔内填充料，表面覆盖生物膜，可以明显缩短愈合时间，并且使病变涉及的牙更稳固。

（8）术后：可加压包扎或冷敷，防止术后水肿。术后1周不可用该牙咬硬物，饭后漱口保持口腔清洁。为预防感染，可适当给予消炎药，7天拆线，伤口一般在2周内完全愈合。术后6个月、1年定期拍X线片复查，比较骨质愈合后的情况。理想的修复是牙根断面上形成硬骨板，并且与根周硬骨板连接。

第三章 龋 齿

龋齿（蛀牙）是一种局部牙体组织破坏导致的病理过程。这种疾病始于有机酸导致的牙齿硬组织脱矿。定植在牙菌斑中的口腔细菌通过在食物中发酵碳水化合物产生这些酸。

在过去的时间，由于氟化物的大规模使用，在大多数发达国家，龋齿的发病率有所下降。不过发病率已经趋于稳定，并有迹象表明儿童患龋率可能会增加。因此，预防龋齿仍然是一个重要的全球公共卫生问题。

第一节 病理学

牙菌斑是龋齿发生的必要因素。牙菌斑是一个定植在牙齿上复杂的生物膜，它是细菌群落及其产物的混合。这些细菌从可发酵碳水化合物中（尤其是饮食中的糖）产生有机酸（如乙酸、乳酸和甲酸）的能力不同。在生物膜中，频繁暴露于发酵碳水化合物会导致龋菌数量增加（如变形链球菌和乳杆菌属）。这些细菌在酸性环境中很容易存活，当暴露于含糖环境时，会产生大量有机酸，特别是乳酸。这会导致生物膜的 pH 值低于维持牙釉质矿物质含量的临界 pH 值（羟基磷灰石），导致牙釉质脱矿。

频繁暴露于可发酵的碳水化合物使很长时间内菌斑 pH 值都低于临界 pH 值，导致网状的牙釉质表面下层脱矿和"白垩斑"龋坏病变的形成。这些病变有一个相对完整的表面，但持续的表层脱矿可进展为龋洞。如果未处理，将会形成大而深的龋洞。一旦发生在牙本质内，龋坏将逐渐进展到牙髓，导致牙髓炎。

一旦牙髓炎发生，各种刺激会导致疼痛。最终，如果龋齿仍然未经处理，会发展为牙髓坏死以及根管系统感染，最终进展成根尖周组织炎症（称为"根尖周围炎"）。根管系统的感染也可以引起根尖周炎脓肿。

细菌菌斑脱矿能力可以概括为几个因素，包括：

饮食——饮食习惯（频率）和饮食类型（如高糖含量）；

牙菌斑的数量和成分——致龋菌水平，以产生持续的低 pH 值环境的能力；

唾液成分和特性，如流量，缓冲能力，抗菌因子，钙、磷酸盐、氢氧化物和氟离子浓度，药物治疗效果；

牙齿对龋的抵抗能力，例如，使用再矿化剂如局部涂氟。

第二节　处理

一、个体患龋风险评估

改变传统观点——龋病是一种传染病的看法，强调个体患龋风险评估，预防性策略和最小干预，有助于治疗龋病。

个体患龋风险评估包括量化风险因素，如唾液质量和数量、牙菌斑特征、饮食、口腔卫生习惯和含氟产品的使用。早期改善这些因素中的致龋部分是主要的预防策略。

最小干预包括早期诊断和阻止龋坏进展（包括病变的化学处理），龋洞形成之后，用最微创的手段去除感染的牙体组织，并用牙科材料充填龋洞，不需要为了保证材料的固位而损害健康牙体组织。

早期的"白垩斑"病变可以通过传统的方法（如肉眼观察和影像学技术）以及激光和光敏荧光等新技术准确地检测和量化。这使得医师可以随时评估干预措施的影响。现在已经达成共识，可通过仔细吹干牙釉质和更强的可视化手段，在"白垩斑"出现之前龋病就被发现。识别牙釉质的早期病变将有很大概率能够逆转和阻止龋坏发生。类似的情况也适用于暴露于牙根表面的病变，这些病变发生前会有大范围的质软物出现。

二、一般原则

在龋的早期阶段，龋洞形成前，以下几个方法可以用来阻止龋坏进一步发展和促进再矿化：

清洁牙齿以减少菌斑：

- 每天至少用含氟牙膏刷牙两次；
- 使用牙线，最好在刷牙前；
- 使用其他牙间清理辅助措施；
- 使用其他干预措施。

改善膳食，特别是避免将蔗糖和黏性饮食作为零食，并限制两餐之间摄入含蔗糖的酸性和其他可发酵的碳水化合物饮料。

通过使用抗菌产品或局部使用高浓度氟减少致龋菌的水平；使用氟的酸化形式，这种形式抗菌作用更强。

通过再矿化剂如氟化物、酪蛋白磷酸—无定形磷酸钙（CPP-ACP）改善牙齿表面结构，并通过使用窝沟封闭剂等黏接材料，覆盖和保护牙齿表面。

咀嚼低酸性的无糖口香糖或者食用非酸性的粗纤维食物（如胡萝卜）来提高唾液流量和缓冲能力。

龋洞形成后，必须去除受感染的牙体组织并充填龋洞。牙体缺损修复后，必须制订方案来减少患龋风险和防止进一步病变。

三、氟化物

随机对照临床试验表明，使用含氟牙膏可明显降低龋齿的发病率，这些产品的功效被归因于它们把含氟离子整合入菌斑的能力——一些研究显示菌斑氟浓度与龋病负相关。一旦菌斑中的液体或初期龋坏病变液体对氟离子过饱和，氟离子立刻通过对含氟牙釉质再矿化形成磷灰石（如含氟羟基磷灰石或氟磷灰石），这比含碳酸羟基磷灰石的正常牙釉质更具耐酸性。

氟离子在浓度非常高时有抗菌作用。低 pH 配方（如酸性氟磷酸盐）也有一些抗菌活性。

应在儿童不满 6 岁时局部应用含氟牙膏，以最大限度地减少氟摄取量。牙齿中氟过量摄入损害成牙釉质细胞，造成不可逆的牙齿矿化不全，即氟斑牙。氟斑牙患者牙釉质下的孔隙增加，牙齿可能有白垩斑、各种变色和牙釉质花斑。

不到 18 个月的儿童经常吞食牙膏等，他们应该用儿童软毛牙刷清洁牙齿，但是不用牙膏，除非他们有龋齿高风险，并且医嘱要求使用。

18 个月至不满 6 岁的儿重，使用含氟 400～550ppm（0.4～0.55mg/g）的牙膏，即豌豆大小量的牙膏适用于儿童软牙刷，如果龋齿风险低应每日刷牙 2 次。

成人和儿童 6 岁以上使用含氟 1000ppm（1mg/g）的牙膏，每日刷牙 2 次。

不满 6 岁的龋齿高风险儿童可能需要遵医嘱，在父母的监督下使用成人牙膏。家长应注意牙齿氟中毒的风险。

表 3-1 列举了一些局部用氟的实例以及如何降低高风险患者的患龋率。由于有造成氟斑牙的风险和疗效有限，不推荐氟以滴或片剂的形式使用。

科学依据证实，社区用水加氟是一种有效、价格低廉、安全的预防龋齿方式。

四、氯己定

氯己定在龋易感儿童和成人中有重要作用。它不减少已经形成的菌斑，但有助于防止在清洁牙齿表面形成菌斑。标准化牙膏配方中含有的阴离子洗涤剂十二烷基硫酸钠会使氯己定活性下降，所以刷牙前后不应立刻使用氯己定。

可首选氯己定的凝胶形式，因为它可以每周使用，不良反应比漱口水少。表 3-1 说明了如何使用氯己定凝胶降低高风险患者的患龋率。

五、酪蛋白磷酸肽—无定形磷酸钙

钙和磷酸盐离子需要与氢氧化物和氟离子结合以形成含氟羟基磷灰石，或与氟离子形成氟磷灰石。在健康的口腔环境，低浓度钙离子和磷酸根离子的增加可限制氟的再矿化作用，口干会进一步加剧钙离子浓度下降（唾液分泌减少）。钙和磷酸盐在口腔内的作用时间有限，因为它们迅速结合形成不溶性和非生物活性形式。

酪蛋白磷酸肽—无定形磷酸钙（CPP-ACP）含有高浓度的钙离子和较稳定的有效态磷酸根离子，它来自从牛奶蛋白磷酸化酪蛋白中获得的磷酸化肽。这种生物活性形式的磷酸钙可以减缓龋齿的进展和促进早期龋齿的逆转。无糖口香糖或乳膏中有 CPP-ACP（见表 3-1）。

表 3-1　局部使用的实例以及它们如何降低具有高危龋齿风险患者的龋齿发病率

应用	举例说明是如何用于具有患龋高风险的患者[①]
氟化物	
涂氟22600ppm（22.6mg/mL）	在牙科手术中使用，适用于所有经医生判断属于有风险牙齿的表面，根据龋齿的风险程度，通常一年两次
酸化磷酸盐氟化物凝胶或泡沫1500～12300ppm（1.5～12.3mg/g）	可用于成人及 10 岁以上的儿童，应用于牙科手术中，4min 后取出托盘，去除多余凝胶，吐出残余凝胶。成人可每天在家刷牙时应用凝胶，或者利用特制的托盘来使用凝胶。虽然凝胶的使用已经相当普遍，但很大程度上还是被涂布氟化物所取代。浓缩的含氟牙膏和其他矿化贴剂推荐家庭使用。因为具有更好的牙釉质吸收能力，酸化凝胶和泡沫是首选；然而，对于戴有全瓷冠或桥体、含有玻璃离子的充填体，或者唾液质量较差（如接受过头部或颈部放射）的患者，最好选用重性的凝胶或泡沫
含氟漱口水200ppm（0.2mg/mL）	成人及6岁以上儿童可每日使用，漱口后，漱口水应当吐出来，不能吞下去
中性含氟漱口水220ppm（0.22mg/mL）	成人及6岁以上儿童可每日使用，漱口后，漱口水应当吐出来，不能吞下去
中性含氟漱口水900ppm（0.9mg/mL）	成人及6岁以上儿童可每周或每日使用，漱口后，漱口水应当吐出来，不能吞下去

中性含氟牙膏5000ppm（5mg/g）	成人及10岁以上儿童可每日使用
氯己定	
0.2%氯己定凝胶	可以每周或每日刷在牙齿上（豌豆大小的量涂在软毛牙刷上），7～14天
酪蛋白磷酸肽—无定形磷酸钙（CPP-ACP）	
CPP-ACP无糖口香糖	每日4次，最好在饭后、用含氟牙膏清洁牙齿后使用
CPP-ACP乳膏	应用在牙科手术中，在牙科程序操作完成后、局部涂氟后使用。成人可在晚上清洁牙齿后使用乳膏，不用吐出

①该决定基于临床判断并需要完整的患者情况评估（如年龄、其他药物治疗、疾病风险）。

第四章　牙周病

牙周病通常是牙龈和牙齿支持结构（牙周韧带、牙骨质和牙槽骨）的慢性炎症。慢性牙周病有两种形式：菌斑引起的牙龈炎和牙周炎。牙周炎主要有两种——慢性和侵袭性。

牙周病是由菌斑引起，菌斑是一种复杂细菌的生物膜，包括多种混合菌落及其在牙齿上形成的代谢产物。菌斑可以钙化成牙石。菌斑及牙石的聚集与不良的口腔卫生密切相关，也就是说，牙齿还没有彻底地被清洗或清洗得不够干净。

牙周病早期，菌斑中的细菌可引起牙龈的炎症——牙龈炎。通常，通过除去菌斑和牙石，以及后续彻底定期的口腔系统治疗，可成功地治疗牙龈炎。对于有些患者，未经治疗的牙龈炎会进展到牙周病的下一个阶段，即牙周炎，牙周炎可以导致骨以及牙周支持组织的丧失。随着牙龈炎的进展，牙周袋形成，牙龈可退缩。由于支持结构破坏，牙齿松动并且最终可能需要被拔除。

如果生物膜中的细菌侵入组织，会发生牙周疾病的急性炎症，包括急性溃疡性牙龈炎和牙周脓肿。

第一节　牙龈炎

牙龈炎是牙周病最常见的形式，其定义为局限于牙龈组织的炎症，表现为红、肿、易出血。牙周韧带和牙槽骨没有被破坏。牙龈炎很少有疼痛的感觉，经过规范正确的牙周治疗是可逆性的。

牙龈炎的进展是由于牙龈缝隙和邻牙牙龈边缘的菌斑中不动菌群的存在。生物膜中的细菌抗原产物扩散至邻近的牙龈组织，导致非特异性炎症反应。

【治疗】

牙龈炎应该由牙科医生或者牙科保健员按照牙科医生的处方进行治疗。治疗的目标是清除菌斑和牙石（通过彻底地清洁牙齿），平整牙齿上任何可以集聚菌斑的不规则边缘（如充填体的粗糙边缘）。通过洁刮治术将牙石清除（如超声波清洗或手动洁治）。预计一周内炎症可完全消退。基础治疗应当与患者口腔卫生宣教相结合。

抗生素不适合于牙龈炎的治疗。当炎症影响正常刷牙时，短期使用氯己定漱口水来阻止龈上菌斑的形成可能是有效的：

0.2%氯己定漱口水 10mL 冲洗口腔，每 8～12h 冲洗一次，每次 1min，5～10 天；或者 0.12%氯己定漱口水 15mL 冲洗口腔，每 8～12h 冲洗一次，每次 1min，5～10 天。

第二节　牙周炎

牙周炎是一种影响牙周韧带、牙龈、牙骨质和牙槽骨的炎症，导致牙齿支持组织丧失，渐进性骨丢失，最终导致牙齿脱落。它的特征是牙周袋的形成和牙龈萎缩，通常伴有口臭和口气。更甚者，牙齿变得松动甚至有浮出感，使得牙齿之间缝隙变大。

牙周炎进展的主要危险因素包括吸烟和血糖控制不佳的糖尿病。

通常该疾病呈现出缓慢进展的形式（伴有短暂急性发作）。然而，一种相对侵袭性的牙周炎（以前称之为"早期牙周炎"）可能存在于全身健康的患者，这需要专科医师的治疗。侵袭性疾病的特点是快速的附着损失和牙槽骨破坏，以及家族聚集性。第二个特征包括微生物沉淀的数量与牙周破坏的严重程度不一致，伴放线放线杆菌和牙龈卟啉单胞菌的比例升高，以及局部免疫异常。

儿童很少出现牙周炎。如果出现，需要尽快到专科医师处检查，因为儿童的牙周炎总是与全身性疾病相关（如白血病、Ⅰ型糖尿病、循环中性粒细胞减少症）。

【治疗】

牙周炎的治疗需要清创术来去除细菌生物膜（菌斑）。几乎不需要全身使用抗生素，没有局部清理的话（洁治和根面平整术），抗生素无法起效，因为它们不能穿透生物膜。

治疗包括：

1.刷牙和清洁齿间。

2.口腔卫生宣教和习惯管理，尤其是戒烟。

3.通过洁治术清除龈上菌斑和牙石（如超声波清洗或手动刮除）。

4.根面平整术，包括从更深的牙周袋里去除菌斑和牙石以及牙根的平整。通常在局部麻醉下完成，还要完成抛光，重新塑形或者更换不完整的填充体。

5.对于严重的牙周炎，可能必须要通过利用黏骨膜瓣来协助根面平整的牙周手术，而且有时候与骨外形的重塑有关。

6.免疫功能不全患者罹患症状不明显的牙周炎或者一般牙周炎时，需要专业医师治疗。

第三节　急性溃疡性牙龈炎

急性溃疡性牙龈炎（以前称为急性坏死溃疡性牙龈炎、战壕口和文森特病），是一种非常疼痛的牙周组织感染。它的特点是龈乳头穿孔、溃疡（通常覆盖有浅灰色的膜），而且有恶臭的气味。它与全身的症状和体征相关。急性溃疡性牙龈炎常见于年轻的成年吸烟者，但很少见于儿童。儿童发生急性疱疹性龈口炎有时候会被误诊为急性溃疡性牙龈炎。

急症处理包括：

1.轻轻除去尽可能多的菌斑和坏死碎屑；

2.用 0.2%氯己定漱口水或 3%过氧化氢溶液局部冲洗；

3.戒烟心理辅导；

4.抗生素治疗，如甲硝唑或替硝唑；

5.镇痛药。

由于有不适的感觉，患者不应用机械方法清洗坏死牙龈附近牙齿，应该建议他们用 0.2%或者 0.12%氯己定漱口水冲洗，直至疼痛减弱。应当在 48～72h内复查评估患者的口腔卫生宣教和牙周情况。牙周疾病的治疗，尤其是彻底的局部清创术（刮治术和根面平整术），对预防疾病的复发来说是必需的。一旦度过急性期，应提供以上治疗措施；然而，在可能的情况下，首诊就可尝试刮治术（如果必要的话，在局部麻醉下使用）。单独的抗生素治疗，没有清创和改善口腔卫生，必然导致复发。

抗生素的治疗如下：

1.甲硝唑 400mg 口服，每 12h 一次，5 天。

2.替硝唑 2g（4 粒 500mg 的药片），一次单剂量；所有患者加用 0.2%氯己定漱口水 10mL 冲洗口腔，每 8～12h 冲洗一次，每次 1min，直至疼痛减轻；或者 0.12%氯己定漱口水 15mL 冲洗口腔，每 8～12h 冲洗一次，每次 1min，直至疼痛减轻。

也可以考虑添加氧化物的漱口水。

甲硝唑经常采取 8h 给药方法，但推荐使用 12h 给药方法，考虑到这样可以增加患者对治疗的依从性。

对于免疫功能受损、无应答或者非常严重的病例，需要专科医师及时的指导。在此期间，使用：

甲硝唑 400mg 口服，每 12h 一次，5 天；

加以下其中一种药物

1.青霉素 V500mg 口服，每 6h 一次，5 天；

2.阿莫西林 500mg 口服，每 8h 一次，5 天。

对青霉素过敏的患者，使用以上所列的甲硝唑和青霉素 V 及阿莫西林的替代药物：

克林霉素 300mg 口服，每 8h 一次，5 天。

HIV 感染的患者，急性溃疡性牙龈炎可蔓延至骨基底（坏死性溃疡性牙周炎），需要专科医生的治疗。

第四节　牙周脓肿

牙周脓肿几乎仅见于存在牙周疾病和无法控制的糖尿病患者中。肿胀相关的不适通常不足以让患者夜不能寐，疼痛往往很难定位。牙周脓肿相关的菌群比绝大部分其他牙周感染的菌群更加复杂。

治疗上需要脓液的引流。在局部麻醉下，可以通过切开肿胀牙龈的外表层或者通过脓肿下方的牙周袋引流脓液。此时，可以给予完全的清创术以除去菌斑和牙石沉淀物，并用水、生理盐水或局部麻醉液体进行冲洗。严重情况下，如果牙齿不能被保留，必要时应拔除牙齿以进行脓液引流，并进行牙槽窝的彻底清洗和搔刮。如果出现全身症状和体征、患者对局部治疗无反应或患者免疫功能低下，考虑使用抗生素治疗：

1.青霉素 V500mg（儿童：12.5mg/kg，最大剂量 500mg）口服，每 6h 一次，5 天；

2.阿莫西林 500mg（儿童：12.5mg/kg，最大剂量 500mg）口服，每 8h 一次，5 天。

对青霉素过敏的患者，使用：

1.克林霉素 300mg（儿童：7.5mg/kg，最大剂量 300mg）口服，每 8h 一次，5 天。

2.对青霉素过敏而又无法服用克林霉素胶囊的患者，可选择罗红霉素，剂量为 300mg 口服，每日一次（儿童：4mg/kg，最大剂量 150mg，口服，每 12h 一次），5 天。

3.对治疗没有反应并且希望保留牙齿的患者需要专家的治疗。

第五章　口腔黏膜病

口腔黏膜病（oral mucosal diseases）是指发生在口腔黏膜及软组织上的类型各异、种类众多的疾病总称。

第一节　复发性阿弗他溃疡

复发性阿弗他溃疡（recurrent aphthous ulcer，RAU）又称为复发性口腔溃疡（recurrent oral ulcer，ROU）、复发性阿弗他性口炎（recurrent aphthous stomatitis，RAS）等，是口腔黏膜病中最常见的溃疡类疾病，且居口腔黏膜病的首位。本病为孤立的、圆形或椭圆形的浅表性溃疡，具有明显的灼痛感，周期性复发但又有自限性，青壮年多发。

【病因】

目前病因及发病机制仍不明，存在明显的个体差异。学界的趋同看法是RAU 的发生是多种因素综合作用的结果。

（一）免疫因素

①细胞免疫异常：主要是指 T 淋巴细胞介导的免疫应答反应异常。例如，Lehner（1969）发现 RAU 前驱期病损区即有大量 T 淋巴细胞浸润。其中，溃疡前期是辅助性 T 淋巴细胞占多数，溃疡期则以细胞毒性 T 淋巴细胞为主，愈合期又恢复到以 CD4＋T 淋巴细胞为主。这表明 T 淋巴细胞在 RAU 的发病中起重要作用。②体液免疫异常和自身免疫：体液免疫是通过 B 淋巴细胞产生的特异性免疫球蛋白来实现的；自身免疫是抗体对来自自身抗原的一种应答反应。在 RAU 患者血清中发现有抗口腔黏膜抗体存在，循环免疫复合物依赖抗体的

杀伤细胞（ADCC）在 RAU 早期阶段即活性增加。这说明体液免疫和自身免疫反应是 RAU 发病的可能因素之一。③免疫功能低下和免疫缺陷。

（二）遗传因素

对 RAU 的单基因遗传、多基因遗传、遗传标记物和遗传物质的研究表明，RAU 的发病有遗传倾向。国内学者发现父母均无 RAU，其子女 RAU 发病的可能性为 12%～29%；父母一方患 RAU 的子女发病率为 30%～45%；父母均患 RAU 的子女发病率为 62%～67%。国外学者的研究结果与此相近，说明 RAU 是一种多基因遗传病。

（三）系统性疾病因素

RAU 与胃溃疡、十二指肠溃疡、溃疡性结肠炎、局限性肠炎、肝炎、肝硬化、胆道疾病有密切关系。内分泌系统的疾病如糖尿病、月经紊乱等也与 RAU 有一定关系。

（四）感染因素

RAU 是否属于感染性疾病，目前仍有争议。与单纯疱疹病毒（HSV）、人类巨细胞病毒（HCMV）是否有关亦需进一步探讨。

（五）心理环境因素

心理、生活工作环境、社会环境等与 RAU 有很大关系。食物中缺乏锌、铜、铁、硒等元素，或维生素 B1、维生素 B2、维生素 B6 及叶酸等摄入不足，均与 RAU 发病有一定的相关性。

（六）其他因素

体内超氧自由基的生成和消除率不平衡与 RAU 发病有关。

【检查与诊断】

（一）检查

根据溃疡大小、深浅及数目等不同分为轻型、重型和疱疹样溃疡。

1.轻型复发性阿弗他溃疡（minor recurrent aphthous ulcer，MiRAU）

轻型复发性阿弗他溃疡最常见，约占 RAU 患者的 80%。好发于唇、舌、颊软腭等无角化或角化程度较差的区域，初起为细小红点，后扩大为圆形或椭圆形，表面覆有浅黄色假膜，溃疡中央凹陷，基底不硬，外周有约 1mm 的充血红晕带，灼痛感明显。每次 1～5 个溃疡孤立散在，一般直径<5mm。一般分为发作期、愈合期和间歇期，发作期又细分为前驱期和溃疡期。前驱期有黏膜局部不适、触痛或灼痛感；约 24 小时后出现白色或红色丘疹状小点，2～3 天后上皮破损，进入溃疡期；再经 4～5 天后红晕消失，溃疡愈合，不留瘢痕。发作期一般持续 1～2 周，有不治而愈的自限性。间歇期长短不一，因人而异。一般初发间歇期较长，此后逐渐缩短，直至此起彼伏连绵不断。

2.疱疹样复发性阿弗他溃疡（herpetiform ulcer，HU）

疱疹样复发性阿弗他溃疡又称口炎型口疮，约占 RAU 患者的 10%。好发部位与形态类似 MiRAU，溃疡小而多，散在分布，直径较小，约 2mm。黏膜充血发红，疼痛较重。唾液分泌增加，可伴头痛、低热、全身不适、局部淋巴结肿大等症状，愈合后不留瘢痕。

3.重型复发性阿弗他溃疡（major recurrent aphthous ulcer，MaRAU）

重型复发性阿弗他溃疡又称复发性坏死性黏膜腺周围炎或腺周口疮，溃疡大而深，似"弹坑"，直径可大于 1cm，深及黏膜下层直至肌层。周边红肿隆起，扪之基底较硬，但边缘整齐清晰。溃疡常单个发生，或在周围有数个小溃疡。初始好发于口角，其后有向口腔后部（如咽旁、软腭、舌腭弓等部位）移行的趋势。发作期可长达月余，甚至数月，有自限性。溃疡疼痛较重，淋巴结肿大、头痛、低热等全身不适症状明显，可留瘢痕。

（二）诊断

根据临床体征和复发性及自限性的病史规律，无论哪一型都有其共同体征，即红（周围红晕）、黄（黄色假膜）、凹（中央凹陷）、痛（疼痛明显）。四种症状都有或有其中几项即可诊断并分型。对大而深且长期不愈的溃疡，需做活检明确诊断以排除癌性溃疡。

【治疗】

对 RAU 患者的治疗原则是：全身治疗和局部治疗相结合、中医治疗和西医治疗相结合、生理治疗和心理治疗相结合。以消除病因、增强体质、对症治疗为主。

（一）局部治疗

以消炎、止痛、防止继发感染、促进愈合为主要原则。

1.消炎类药物：①药膜，保护溃疡面，延长药物作用效果。②软膏，如 0.1% 曲安西龙（去炎松，氟羟氢化泼尼松）软膏、含小牛血清的素高捷疗软膏、甲硝唑糊剂。③含漱液，如 0.1% 依沙吖啶液、30% 复方硼酸液。④含片，如华素片，含服，具有广谱杀菌、收敛作用；溶菌酶片，含服，有抗菌、抗病毒和消肿止血作用。⑤散剂，如中药锡类散、珠黄散、青黛散、冰硼散、养阴生肌散、西瓜霜等，少量局部涂布。⑥超声雾化剂，将庆大霉素注射液 8 万 U、地塞米松注射液 5mL、2% 利多卡因或 1% 地卡因溶液 20mL 加入生理盐水 200mL，制成雾化剂，每日 1 次，每次 15～20 分钟，3 天为一个疗程。

2.止痛类药物：0.5% 盐酸达克罗宁液，用棉签蘸取涂布于溃疡处，或 2% 利多卡因液用于饭前漱口，有止痛作用。

3.腐蚀性药物：可烧灼溃疡使蛋白凝固，形成假膜，促进愈合，如 10% 硝酸银、50% 三氯乙酸溶液等。

4.局部封闭：对持久不愈或疼痛明显的溃疡，可于溃疡部位行黏膜下封闭注射。用曲安西龙 6～10mg/mL、乙酸泼尼龙混悬液 25mg/mL 加等量 1% 普鲁卡因液，每次 0.5～1mL，溃疡下局部浸润，每周 1～2 次，有止痛、促进愈合作用。

5.理疗：利用激光、微波等治疗仪或口内紫外灯照射，有减少渗出、促进愈合的作用。

（二）全身治疗

以对因治疗、减少复发、争取缓解为主要原则。

1.抗生素：症状严重并伴有全身发热者，可考虑应用广谱抗生素。

2.肾上腺皮质激素及其他免疫抑制药：①肾上腺皮质激素类：泼尼松片，每片 5mg，每日 2 次，每次 1/2～3 片，口服。地塞米松片，每片 0.75mg，每日 3 次，每次 1/2～1 片，口服。②细胞毒类：环磷酰胺片，每片 50mg，每日 2 次，每次 1/2 片。甲氨蝶呤片，每片 2.5mg，每日 2 次，每次 1/2 片，口服。硫唑蝶呤片，每片 50mg，每日 2 次，每次 1/2 片，口服，连服不超过 4～6 周。③沙利度安片：每片 25mg，开始剂量为每日 100mg，分 2 次服用，1 周后减为每日 50mg，连续 1～2 个月。

3.免疫增强剂：①主动免疫制剂：转移因子（TF），每周 1～2 次，每次 1 支，注射于上臂内侧或大腿内侧皮下淋巴组织较丰富部位。左旋咪唑片，每片 15mg 或每片 25mg，每日用 150～250mg，分 3 次口服，连服 2 天后停药 5 天，4～8 周为一个疗程。胸腺素注射液，每支 2mg 或 1 支肌内注射，3 个月为一个疗程。②被动免疫制剂：胎盘球蛋白、丙种球蛋白等，肌内注射，每隔 1～2 周注射一次，每次 3～6mL。胎盘脂多糖有抗感染、抗过敏反应作用，每次 0.5～1mg，每日 1 次，肌内注射，20 天为一个疗程。

4.中医中药：①成药：昆明山海棠片，有良好的抗炎作用，长期使用应注意血常规改变。每片 0.25mg，每日 3 次，每次 2 片，口服。②辨证施治：根据四诊八纲进行辨证。

5.其他：用 H2 受体拮抗药治疗胃溃疡；用谷维素、安神补心丸等稳定情绪，减少失眠。每周 2 天，2 个月为一个疗程。丙种球蛋白、脂多糖等也可使用。对免疫制剂应慎用。

第二节 创伤性溃疡

创伤性溃疡（traumatic ulceration）是由口腔内尖硬物长期刺激引起的溃疡。

【病因】

（一）机械性刺激

1.自伤性刺激：指下意识地咬唇、咬颊或用铅笔尖、竹筷等尖锐物点刺颊脂垫等不良习惯。

2.非自伤性刺激：指残根残冠、尖锐的边缘嵴和牙尖对黏膜的长期慢性刺激；由尖或较硬食物、设计或制作不当的义齿、刷牙不慎引起的损伤；婴儿吮吸拇指、橡胶乳头、玩具等硬物刺激腭部翼钩处黏膜，中切牙边缘过锐与舌系带过短引起的摩擦等不良刺激。这些刺激常引起相应部位的溃疡。

（二）化学性灼伤

因误服强酸、强碱等苛性化合物；或因口腔治疗操作不当，造成硝酸银、三氧化二砷、碘酚、酚醛树脂等腐蚀性药物外溢而损伤黏膜。偶见因牙痛而口含阿司匹林、因白斑用视黄酸液涂布过度或贴敷蜂胶引起溃疡。

（三）热冷刺激伤

因饮料、开水、食物过烫引起黏膜灼伤；或因口腔内低温治疗（如液氮）操作不当引起冻伤等。

【临床表现】

不同原因引起的创伤性溃疡有不同的病名，临床表现也有所不同。

（一）褥疮性溃疡（debubital ulcer）

由持久的非自伤性机械性刺激造成。多见于老年人。残根残冠或不良修复体长期损伤黏膜，溃疡深及黏膜下层，边缘轻度隆起，色泽灰白，疼痛不明显。

（二）Bednar 溃疡

由婴儿吮吸拇指或过硬的橡皮奶头引起。固定发生于硬腭、双侧翼钩处黏膜表面，双侧对称性分布。溃疡表浅，婴儿哭闹不安，拒食。

（三）Riga-Fede 溃疡

专指发生于儿童舌腹的溃疡。因过短的舌系带和过锐的新萌中切牙长期摩擦引起，舌系带处充血、肿胀、溃疡。久不治疗则转变为肉芽肿性溃疡，扪诊有坚韧感，影响舌活动。

（四）自伤性溃疡（factitial ulcer）

好发于性情好动的青少年或患多动症的儿童。患者常有用铅笔尖捅刺黏膜的不良习惯。溃疡深在，长期不愈，基底略硬或有肉芽组织，疼痛不明显。有时有痒感。

（五）化学灼伤性溃疡

组织坏死表面有易碎的白色薄膜，溃疡表浅，疼痛明显，因治牙引起者，常发生于治疗过程中患牙的附近黏膜。

（六）热灼伤性溃疡

有确切的热灼伤史，初始为疱，疱壁破溃后形成糜烂面或浅表溃疡，疼痛明显。

【诊断】

能发现明显的理化刺激因素或自伤、灼伤等病史。创伤性溃疡的部位和形态往往与机械性刺激因子相符合。无复发史。去除刺激因素后，溃疡很快明显好转或愈合。若长期不愈者应做活检鉴别。

【治疗】

尽快去除刺激因素是首要措施，包括拔除残根残冠，磨改过锐牙尖和边缘嵴，修改不良修复体，纠正咬唇咬颊不良习惯，改变婴儿喂食方式（不用奶瓶改用小匙喂食），手术矫正舌系带过短等。其次是局部涂敷皮质散、养阴生肌散、冰硼散等消炎防腐药物，含漱氯己定液、依沙吖啶液、复方硼酸液等，以防继发感染。对有全身症状或继发感染者应服用抗生素。长期不愈的深大溃疡应做活检，排除癌变。

第三节 口腔单纯疱疹

单纯疱疹病毒（herpes simplex virus，HSV）感染口腔、皮肤、眼、会阴、神经系统等部位，世界上 1/3 以上的人群曾患复发性疱疹性口炎。

【病因】

单纯疱疹病毒感染的患者及带病毒者为传染源，主要通过飞沫、唾液及疱疹液接触传染。胎儿还可经产道传染。根据生物学特性等分为Ⅰ型和Ⅱ型，HSV-1 可能与口腔黏膜癌前损害的发生发展有关。

【检查与诊断】

（一）原发性疱疹性口炎（primary herpetic stomatitis）

由Ⅰ型单纯疱疹病毒引起，以 6 岁以下儿童较多见，尤其是 6 个月至 2 岁更多，成人亦常发此病。原发性单纯性疱疹发病前常有与疱疹病损患者接触史。

1.前驱期：有 4～7 天的潜伏期，以后出现发热、头痛、疲乏不适、全身肌肉疼痛，甚至咽喉肿痛等急性症状，颌下和颈上淋巴结肿大、触痛。患儿流涎、拒食、烦躁不安。1～2 天后，口腔黏膜、附着龈和缘龈广泛充血水肿。

2.水疱期：口腔黏膜呈现成簇小水疱，似针头大小，疱壁薄、透明。

3.糜烂期：水疱溃破后可引起大面积糜烂，上覆黄色假膜。

4.愈合期：糜烂面逐渐缩小、愈合，整个病程需 7～10 天。

（二）复发性疱疹性口炎（recurrent herpetic stomatitis）：原发性疱疹性口炎中 30%～50%的病例可能发生复发性损害。一般复发感染的部位在口唇处，故又称为复发性唇疱疹。

复发的口唇损害常为多个成簇的小疱，并在原先发作过的部位或附近发作。诱使复发的刺激因素包括阳光、局部机械损伤、感冒等，情绪因素也能促使复发。患者开始可感到轻微的疲乏与不适，继而发生复发损害部位出现刺激、灼痛、痒、张力增加等症状，约在 10 多小时结痂，病程约 10 天。继发感染常延缓愈合，愈合后不留瘢痕。

大多数病例，根据临床表现都可做出诊断。原发性感染多见于婴幼儿，急性发作，全身反应重，口腔黏膜出现成簇的小水疱。破溃后形成浅溃疡，口周皮肤形成痂壳。复发性感染多见于成人，全身反应轻，口角、唇缘及皮肤出现成簇小水疱。

1.通过涂片查找包涵体，电镜检查受损细胞中是否含有不成熟的病毒颗粒，进行形态学诊断。

2.通过抗原抗体检测进行免疫学检查。

【治疗】

（一）抗病毒药物

1.阿昔洛韦

对Ⅰ型和Ⅱ型单纯疱疹病毒有较强的抑制作用和高度选择性。本品口服或静脉注射后在体内较稳定，大部分呈原形经肾排出。阿昔洛韦抗病毒能力的大小依次为 HSV-1、HSV-2、水痘带状疱疹病毒及 EB 病毒。用药方法及剂量为：一般原发性患者，200mg 口服，每 4 小时一次（每日 5 次，成人），疗程 5～7天；复发性口腔 HSV-1 感染疗程为 3～5 天；有免疫缺陷的患者或有并发症的患者（如 HSV 脑炎）可用静脉滴注，5～10mg/kg，每 8 小时一次，疗程 5～7 天。

2.利巴韦林

又名病毒唑，口服每日 0.6～1g，分 3～4 次；肌内注射，10～15mg/kg，分 2 次；0.1%利巴韦林溶液滴眼可治疗疱疹性结膜炎。本品不宜大量长期使用，以免引起严重胃肠反应，孕妇禁用。

3.干扰素

用于复发频繁或免疫力低下的患者。每日 1～2 次，肌内注射或皮下注射后均在 4～8 小时内达到血药浓度峰值。但一般不作为首选，因价格较贵，不良反应较多。

4.聚肌胞（聚肌苷酸）（poly I：C）

用于重型复发性 HSV 感染，是人工合成的干扰素诱生剂，采用肌内注射，12～24 小时达到血峰值，每天或间隔 1 天给药。

（二）免疫调节药

1.胸腺素、转移因子、左旋咪唑片，50mg，每日 3 次，或胸腺素 1～5mg，肌内注射，每天 1 次。

2.环氧合酶抑制药：吲哚美辛（消炎痛）25mg，每日 3 次，口服；布洛芬 200mg，每日 4 次，使用 1 个月至数月。

（三）局部用药

1.0.1%～0.2%葡萄糖酸氯己定（洗必泰）溶液、复方硼酸溶液（多贝尔漱口液）、0.1%依沙吖啶（利凡诺）溶液漱口。

2.5%金霉素甘油糊剂或 5%四环素甘油糊剂局部涂搽。0.5%达克罗宁糊剂局部涂搽可止痛。

3.5%阿昔洛韦软膏或阿昔洛韦眼药水局部涂搽。

（四）物理疗法

可用氦氖激光治疗。局部照射点功率密度 100mW/cm^2，每处照射 60 秒，照射 3～5 处，每次总共照射 3～5 分钟，每日一次，共治疗 6～7 次。重型复发性疱疹治疗 10 次。

（五）对症和支持疗法

对症处理包括抗感染、镇痛等，如全身使用抗生素。疼痛剧烈者局部用麻醉药涂搽。支持疗法：病情严重者应卧床休息，保证饮入量，维持体液平衡。进食困难者，可静脉输液，补充维生素 B、维生素 C 等。

第四节 带状疱疹

带状疱疹（herpes zoster）是由水痘—带状疱疹病毒所引起的皮肤黏膜损害。可发生在任何年龄，春秋季多见，愈合后不再复发。

【病理】

镜下呈网状变性与气球样变性，核内可见包涵体，上皮下见水疱，固有层炎性细胞浸润。

【诊断】

1.发病前有不同程度的发热、困倦，1～2 天后出现红色斑疹，然后出现成簇的透明水疱，如绿豆大小。

2.发生在口腔的水疱破裂后形成糜烂或溃疡，而发生在皮肤者则易感染而成黄褐色的脓疱。

3.发生在头面部者，沿三叉神经的一支或几支支配的皮肤或黏膜呈带状分布，疼痛剧烈，甚至愈合后疼痛仍持续一段时间。

【鉴别诊断】

单纯疱疹：水疱较小，没有单侧性规律，儿童多急性发作，伴全身症状，成人多复发，症状较轻，无剧痛。

【治疗】

（一）局部治疗

发生在口腔者可选用消毒防腐漱口水含漱，0.1%碘苷（疱疹净）眼液涂布。皮肤损害则采用局部湿敷以促进痂皮脱落和局部消毒。

（二）全身治疗

止痛药如卡马西平片 0.2g，口服，每日 3 次；转移因子 2～4mL 注射后能终止新水疱的发生。抗病毒类药物，如阿昔洛韦片 200mg，口服，每日 5 次，用药 5～7 天。

第五节　多形性红斑

多形性红斑（erthema multiforme）又称多形性渗出性红斑，是黏膜皮肤的一种急性渗出性炎症性疾病。

【病因】

本病为多系统变态反应，与药物、食品、烟尘、日光、血清制品、疫苗和微生物等有关。

【病理】

皮肤的丘疹或红斑的镜下所见为海绵组织形成、细胞内水肿、真皮水肿与淋巴细胞浸润，其中可伴有中性粒细胞或嗜酸粒细胞、毛细血管内皮细胞肿胀、变性与红细胞渗出，故也称为多形性渗出性红斑。

【诊断】

（一）临床表现

1.最常发生在唇部，表现为糜烂、出血、水肿，极易出血，结厚痂，若继发感染则形成脓痂，颊、舌、腭等处黏膜大面积糜烂，疼痛剧烈。

2.皮肤损害多发生在四肢末端，有斑疹、丘疹、红斑合并水疱等多种形式，典型者为靶样红斑，即同心圆样病损。

3.Steven-Johnson 综合征：起病急，高热，体温高达 39℃～40℃，全身症状明显，皮肤可发生大瘢痕，可累及眼、鼻、生殖器等处黏膜，发生结膜炎、角膜炎、鼻出血等，尿道、阴茎头、大小阴唇、肛门等处糜烂溃疡。

（二）实验室检查

末梢血嗜酸粒细胞数可增高，红细胞沉降率（血沉）加快，可有蛋白尿。

（三）鉴别诊断

贝赫切特病：无大面积出血糜烂，皮肤表现为毛囊炎和结节性红斑，一般少有全身症状。

【治疗】

1.重症者应卧床休息，保持水、电解质平衡。进软食，补充维生素。

2.对症治疗：局部冷敷抗菌药物，漱口水含漱，保持口腔卫生。

3.皮质激素：泼尼松 30～50mg/d，顿服，数日后逐渐减量。

第六节 口腔念珠菌病

口腔念珠菌病（oral candidiasis）是念珠菌属感染所引起的口腔黏膜疾病。近年来，由于抗生素和免疫抑制药在临床上的广泛应用，造成菌群失调或免疫力降低，口腔黏膜念珠菌病的发生率相应增高。

【病因】

念珠菌为单细胞真菌，属隐球菌科。据报道，25%～50%健康人的口腔、消化道、阴道可带有念珠菌，但并不发病。当宿主防御功能降低以后，这种非致病性念珠菌转化为致病性的。白色念珠菌和热带念珠菌致病力最强，也是念珠菌病最常见的病原菌。白色念珠菌感染所引起的急性假膜型念珠菌性口炎是最常见的口腔念珠菌病。

【检查与诊断】

（一）念珠菌性口炎（candidial stomatitis）

1.急性假膜型（雪口病）

急性假膜型可发生于任何年龄的人，但以新生婴儿最多见，发生率为4%，又称新生儿鹅口疮或雪口病。新生儿鹅口疮多在出生后2～8天内发生，好发部位为颊、舌、软腭及唇，损害区黏膜充血，有散在的色白如雪的柔软小斑点，并可互相融合为白色或蓝白色丝绒状斑片，严重者蔓延至扁桃体、咽部、牙龈，早期黏膜充血较明显，斑片附着不是十分紧密，稍用力可擦掉，暴露出红的黏膜糜烂面及轻度出血。患儿烦躁不安、啼哭、哺乳困难，有时有轻度发热，但少数病例可引起念珠菌性食管炎或肺念珠菌病,并发幼儿泛发性皮肤念珠菌病、慢性黏膜皮肤念珠菌病。

2.急性红斑型

急性红斑型又称为萎缩型念珠菌性口炎,多见于成年人。常由于广谱抗生素长期应用所致,且大多数患者原先患有消耗性疾病,如白血病、营养不良、内分泌紊乱或肿瘤化疗后等。某些皮肤病在大量应用青霉素、链霉素的过程中,也可发生念珠菌性口炎,因此,本型又称为抗生素口炎。其主要表现为黏膜充血糜烂及舌背乳头呈团块萎缩,周围舌苔增厚。患者常首先有味觉异常或味觉丧失,口腔干燥,黏膜灼痛。

3.慢性肥厚型

慢性肥厚型或称增殖型念珠菌性口炎,可见于颊黏膜、舌背及腭部。其颊黏膜病对称地位于口角内侧三角区,呈结节状或颗粒状增生,或为固着紧密的白色角质斑块,类似一般黏膜白斑。腭部病损可由义齿性口炎发展而来,黏膜呈乳头状增生。

4.慢性红斑型

慢性红斑型又称义齿性口炎,损害部位常在上颌义齿腭侧面接触的腭、龈黏膜,多见于女性患者。黏膜呈亮红色水肿或有黄白色的条索状或斑点状假膜。

(二)念珠菌性唇炎 (candidal cheilitis)

多发于高龄(50岁以上)患者,一般发生于下唇,可同时有念珠菌性口炎或口角炎。糜烂型者下唇红唇中份长期存在鲜红色的糜烂面,周围有过角化现象,表面脱屑;颗粒型者表现为下唇肿胀,唇红、皮肤交界处常有散在突出的小颗粒。镜检念珠菌唇炎糜烂部位边缘鳞屑和小颗粒状组织,可发现芽生孢子和假菌丝。

(三)念珠菌性口角炎 (candidal angular cheilitis)

口角区的皮肤与黏膜发生皲裂,常有糜烂和渗出物,或结有薄痂,张口时疼痛或溢血,邻近的皮肤与黏膜充血。念珠菌性口角炎多发生于儿童、身体衰弱患者和血液病患者，儿童唇周皮肤呈干燥状并附有细的鳞屑，伴有不同程度的瘙痒感。

根据病史和临床特征诊断。实验室检查包括涂片检查病原菌、分离培养、免疫学和生化检验、组织病理学检查和基因诊断等。

【治疗】

（一）局部药物治疗

1.20%～4%碳酸氢钠（小苏打）溶液

用于哺乳前后洗涤婴幼儿口腔，轻症患儿病变在2～3天内即可消失，但仍需继续用药数日，以预防复发。也可用本药在哺乳前后洗净乳头，以免交叉感染或重复感染。

2.氯己定

选用0.2%氯己定溶液或1%氯己定凝胶局部涂布、冲洗或含漱。可与制霉菌素配伍成软膏或霜剂，加入少量曲安奈德（去炎舒松），以治疗口角炎、义齿性口炎等。

3.西地碘（华素片）

每次1片含化后吞服，每日3～4次。

4.制霉菌素

局部可用5万～10万U/mL水混悬液涂布，每2～3小时一次，涂布后可咽下，疗程7～10天。

5.咪康唑

散剂可用于口腔黏膜，霜剂适用于舌炎及口角炎，疗程10天。此外，克霉唑霜及中成药西瓜霜、冰硼散等均可局部应用治疗口腔白色念珠菌感染。

（二）全身抗真菌药物治疗

1.酮康唑

成人剂量为200mg，口服，每日一次，2～4周为一个疗程。酮康唑可引起肝损害，对有肝病史者应慎用。

2.氟康唑

对口腔念珠菌感染的疗效优于酮康唑。首次一天 200mg，以后每天 100mg，连续 1～7 天。

3.伊曲康唑

每日口服 100mg。它可治愈 80% 以上的浅部皮肤黏膜真菌或酵母菌感染，其作用强于酮康唑。

（三）增强机体免疫力

注射胸腺素、转移因子。

（四）手术治疗

对于白色念珠菌白斑中的轻度、中度上皮异常增生这种癌前损害，在治疗期间应严格观察，若疗效不明显，应考虑手术切除。

第七节　口腔白斑病

口腔白斑病即口腔白斑（oral leukoplakia，OLK），是口腔黏膜上以白色为主的损害，不具有其他任何可定义的损害特征，一些口腔白斑可转化为癌。

【病因】

1.白斑发生率与吸烟时间的长短及吸烟量呈正比关系。饮酒、喜食烫食和酸辣食物、喜嚼槟榔等局部理化刺激也与白斑发生有关。

2.白色念珠菌与白斑有密切关系。据调查，我国口腔白斑病患者中，白色念珠菌阳性率为 34% 左右。

3.全身因素包括患者的微量元素含量、微循环改变、易感的遗传素质等。有关微量元素中锶（Sr）、锰（Mn）和钙（Ca）与白斑发病呈显著负相关，其中锰可能更为重要。维生素 A 缺乏可引起黏膜上皮过度角化。维生素 B 缺乏能改变上皮氧化功能，使之对刺激敏感而易患白斑。

【病理】

上皮增生，过度正角化或过度不全角化。粒层明显，棘层增厚，上皮钉突增大，结缔组织中有炎细胞浸润。

【检查与诊断】

（一）检查

1.斑块状

口腔黏膜上出现白色或灰白色均质较硬的斑块，平或稍高出黏膜表面，不粗糙或略粗糙，柔软，可无症状或有轻度不适感。

2.颗粒状

亦称颗粒结节状白斑，口角区黏膜多见。在充血的黏膜上白色损害呈颗粒状突起，表面不平，可有小片状或点状糜烂、刺激痛。本型白斑多数可查到白色念珠菌感染。

3.皱纹纸状白斑

多发于口底及舌腹，表面粗糙，边界清楚，周围黏膜正常。白斑呈灰白色或白垩色，有粗糙不适感。

4.疣状

损害呈乳白色，厚而高起，表面呈刺状或绒毛状突起，粗糙，质稍硬。疣状损害多发生于牙槽嵴、唇、上腭、口底等部位。

5.溃疡状

在增厚的白色斑块上，有糜烂或溃疡，可有局部刺激因素。可有反复发作史，疼痛。

（二）诊断

口腔黏膜白斑好发部位为颊、唇、舌、口角区、前庭沟、腭及牙龈，双颊咬合线处白斑最多见。患者主观症状有粗糙感、刺痛、味觉减退、局部发硬，有溃烂时出现自发痛及刺激痛。

根据临床表现、病理检查，辅以脱落细胞检查及甲苯胺蓝染色，可对口腔黏膜白斑做出诊断。白斑属癌前病变，白斑患者 3%～5%发生癌变，但不是白斑就一定会癌变。有以下情况者，则有癌变倾向，应定期复查：①60 岁以上年龄较大者。②男性患病率明显大于女性，不吸烟的年轻女性患者患白斑后其恶变可能性大。③吸烟时间越长、烟量越大者可能性越大。④白斑位于舌缘、舌腹、口底以及口角部位属于危险区。⑤疣状、颗粒型、糜烂或溃疡型易恶变。⑥具有上皮异常增生者，程度越重越易恶变。⑦有白色念珠菌感染者。⑧病变时间较长者。⑨自觉症状有刺激性痛或自发性痛者。

【鉴别诊断】

（一）白色角化症

白色角化症又名良性过角化病，为由于长期受明显的机械或化学因素刺激而引起的白色角化斑块。口腔内残根、残冠、不良修复体或吸烟等为常见的刺激因素。临床表现为灰白色、浅白色或白色的边界不清的斑块或斑片，不高于或微高于黏膜表面，平滑，柔软而无自觉症状。除去上述刺激因素后，病损逐渐变薄，最后完全消退。

（二）白色水肿

白色水肿原因不清。临床表现为黏膜灰白色，为一透明的灰白色光滑的"面纱样"膜，可以部分刮去，但在晚期则表面粗糙有皱纹。白色水肿多见于前磨牙及磨牙的咬合线部位，在白斑的周围也有时可见。

（三）颊白线

颊白线是由于咀嚼时牙齿持续不断的刺激所引起的组织角化。在成年人中常见，患者无自觉症状。颊白线位于双侧间，与双侧咬合线相对应。

（四）白色海绵状斑痣

白色海绵状斑痣又称白皱褶病，为一种原因不明的遗传性或家族性疾病。病损有特殊的珠光色或灰白色，呈水波样皱襞，病损处具有正常口腔黏膜的柔性与弹性，不像白斑发硬粗糙。较小的鳞片可以刮除或被揭去，揭去时不痛，无出血，露出粉红色类似上皮的光滑组织。

（五）迷脂症

迷脂症是皮脂腺异位，错生在唇颊黏膜上而形成的一种无主观症状的疾病。患者往往在青春期后发现在唇部、颊部黏膜上有针状大小、孤立的淡黄色或淡白色球形隆起或扁平丘疹，触之粗糙，一般无自觉症状。

【治疗】

1.去除刺激因素，如戒烟、禁酒，少吃烫、辣食物等。去除残根、残冠、不良修复体。

2.0.1%～0.3%维A酸软膏局部涂布，但不适用于充血、糜烂的病损。50%蜂胶玉米朊复合药膜或含维生素A、维生素E的口腔消斑膜局部敷贴。

3.局部用鱼肝油涂搽，也可内服鱼肝油，或维生素A每日5万U。局部可用1%维A酸衍生物（维胺酸）涂搽。

4.在治疗白斑过程中如有增生、硬结、溃疡等改变，应及时手术切除活检。对溃疡型、疣状、颗粒型白斑应手术切除全部病变并进行活检。

第八节　口腔红斑病

口腔红斑病又称增殖性红斑、红色增殖性病变及红色肥厚症等。红斑是国际上统一命名的，是指口腔黏膜上出现的鲜红色、天鹅绒样斑块，在临床和病理上不能诊断为其他疾病者。

【病因】

病因不明。

【病理】

上皮萎缩，上皮异常增生，大多已发生原位癌或浸润癌。上皮内有角化不良细胞，有时有角化珠形成。

【诊断】

1.均质型红斑。

2.间杂型红斑。

3.颗粒型红斑。

【治疗】

一旦确诊后，应立即做手术切除。

第九节　天疱疮

天疱疮是一种严重的慢性皮肤黏膜的自身免疫性疾病，出现不易愈合的大疱性损害，其病因不明。目前对自身免疫的病因研究较多。

【病理】

以上皮内棘细胞层松解和上皮内疱（或裂隙）为特征。

【检查与诊断】

（一）检查

1.寻常型天疱疮

（1）口腔：口腔是早期出现病损的部位。在起疱前，常先有口干、咽干，或吞咽时感到刺痛，有1～2个或广泛发生的大小不等的水疱，疱壁薄而透明，水疱易破，出现不规则糜烂面，破后留有残留的疱壁，并向四周退缩。若将疱壁撕去或提取时，常连同邻近外观正常的黏膜一并无痛性地撕去一大片，并遗留下一鲜红的创面，这种现象被称为揭皮试验阳性。若在糜烂面的边缘处将探针轻轻置入黏膜下方，可见探针无痛性伸入，这是棘层松解的现象，对诊断是有意义的。

（2）皮肤：易出现于前胸、躯干以及头皮、颈、腋窝、腹股沟等易受摩擦处。用手指轻推外表正常的皮肤或黏膜即可迅速形成水疱，或使原有的水疱在皮肤上移动；在口腔内用舌舔及黏膜，可使外观正常的黏膜表层脱落或撕去。这些现象称为尼氏征阳性。但需注意的是，在急性期的类天疱疮和大疱型多形性红斑有时也出现此征。

（3）其他部位黏膜：如鼻腔、眼、肛门、外生殖器等亦可出现类似病征。

（4）全身症状重，可出现恶病质，可因感染而死亡。

2.增殖型天疱疮：基本同寻常型天疱疮，其特点为疱破后疱底有肉芽组织增生呈乳头状，并伴有角化性表现。

3.落叶型天疱疮：疱破后有黄褐色鳞屑痂，边缘翘起呈叶状，形成广泛的剥脱性皮炎。

4.红斑型天疱疮：损害特点是在红斑基础上的鳞屑并结痂。典型损害区是位于两颧与跨越鼻梁的蝶形叶状损害。

2、3、4型很少出现口腔病损。

（二）诊断

1.临床损害特征：尼氏征阳性，揭皮试验阳性。尼氏征阳性多出现在病程活动期，若为阴性，不能完全排除天疱疮的诊断。患者全身情况表现为体质日益下降，甚至恶病质，也有益于诊断。

2.细胞学检查及活体组织检查查找天疱疮细胞或棘层松解细胞。

3.免疫学检查查找天疱疮抗体及血清抗体。

【治疗】

1.支持疗法：应给予高蛋白、高维生素饮食，进食困难的由静脉补充，全身衰竭者少量多次输血。

2.肾上腺皮质激素：为本病的首选药物。

3.免疫抑制药，如环磷酰胺等。

4.抗生素。

5.局部用药。

6.中医中药。

第十节　口腔扁平苔藓

扁平苔藓（lichen planus，LP）是一种皮肤黏膜慢性炎症，为一种原因不明的非感染性疾患，病损可同时或分别发生在皮肤和黏膜。口腔扁平苔藓（oral lichen planus，OLP）其患病率约为 0.51%。该病好发于中年人，女性多于男性。因其长期糜烂病损有恶变现象，WHO 将其列入癌前状态。

【病因】

本病病因尚不明了。有关的因素主要有感染、遗传、系统性疾病、免疫功能异常、内分泌失调及精神因素等。

（一）精神因素

OLP 发病与失眠、情绪波动、更年期或经前期精神紧张有关，这些因素去除后，病情即可缓解。

（二）内分泌因素

临床可见部分女性 OLP 患者在妊娠期间病情缓解，哺乳后月经恢复时，病损又复出现。

（三）免疫因素

OLP 是一种口腔黏膜由 T 淋巴细胞介导的炎症疾病。T 淋巴细胞由局部微血管外渗，后移行至口腔上皮，聚集在 OLP 病损内。用皮质类固醇及氯喹等免疫抑制药治疗有效，证明本病与免疫有关。

（四）感染因素

通过病理切片及电子显微镜检查，曾发现病损内有可疑的病毒与细菌。国内有学者提出扁平苔藓发病与幽门螺杆菌（Hp）感染有关，并有用抗 Hp 治疗后有效的报告。但因 Hp 在人群中感染较广泛，亚型也较多，尚需进一步观察。

（五）微循环障碍因素

国内多项调查提示，高黏血症及微循环障碍与扁平苔藓发生有关。

（六）遗传因素

曾有人发现在一个家庭中可有数人发病，有些患者有家族史。

（七）其他

有人认为糖尿病、肝炎、高血压、消化系统功能紊乱与扁平苔藓发病有关，微量元素锌、碘、镁也可能与发病有关。

【病理】

镜下可见角化过度与角化不全，伴粒层肥厚、基底细胞坏死、液化、变性，基膜下有大量淋巴细胞浸润。

【检查与诊断】

（一）检查

1.皮肤损害

可见扁平而有光泽的多角形丘疹，丘疹如绿豆大小，融合后状如苔藓。皮肤病损扁平丘疹微高出皮肤表面，粟粒至绿豆大，多角形，边界清楚。皮肤为紫红色，可有色素减退、色素沉着或正常皮色。有的小丘疹可见到白色小斑点或浅网状白色条纹，称为 Wickharm 纹。病损发生于身体各部位，但四肢较躯干更多见。患者感瘙痒，皮肤上可见抓痕，溃疡性损害可有疼痛。发生在头皮时，破坏皮囊可致秃发。皮损痊愈后可遗留褐色色素沉着，并可因色素减少成为稍微萎缩的淡白色斑点。

2.口腔黏膜损害

珠光白色条纹，好发于颊、前庭沟及唇黏膜。白色损害可呈网状、树枝状、斑块状，口腔黏膜病损可发生在口腔黏膜任何部位，大多左右对称，87.5%的病损发生于颊部，患者多无自觉症状，常偶然发现。有些患者有黏膜粗糙、木涩感、烧灼感，口干，偶有虫爬样感。黏膜充血糜烂，遇辛辣、热、酸、咸味刺激时，局部敏感灼痛。病情可反复波动，病损表现为白色小丘疹，一般为针头大，属角化病损。由白色丘疹组成的各种花纹，以白色条纹、白色斑块为主，有网状、树枝状、环状或半环状。黏膜可发生红斑、充血、糜烂、溃疡、萎缩和水疱等。环状及丘疹样改变，还可见充血糜烂，舌背部可表现为乳头萎缩，表面光滑。

（1）根据病损部位分类

1）颊扁平苔藓：以磨牙前庭沟为好发部位，其次为颊咬合区及磨牙后垫翼下颌韧带，前方可延伸到口角处。局部病损可呈多种形态。

2）舌扁平苔藓：发生率仅次于颊部，多发生在舌前 2/3 区域，包括舌尖、舌背、舌缘及舌腹部。舌部常见萎缩型损害，舌背丝状及菌状乳头萎缩，上皮变薄，光滑红亮，易形成糜烂。糜烂愈合后，遗留一平滑而缺乏乳头的表面。舌背病损可呈丘疹斑点状，或圆形、椭圆形灰白斑块损害。舌腹病损往往为网状、线条状的斑纹，可同时有充血、糜烂，单侧或左右对称发生。舌缘及腹部白色花纹、充血并有自发性疼痛者，应注意观察并进行活体组织检查。

3）唇扁平苔藓：下唇唇红多于上唇，病损多为网状或环状，白色条纹可延伸到口角，伴有鳞屑。

4）龈扁平苔藓：附着龈充血，接近前庭沟处可见白色花纹，牙龈表面发生糜烂，呈剥脱性龈炎表现。

5）腭扁平苔藓：较为少见，位于腭侧龈缘附近，中央萎缩发红，边缘白色隆起。

（2）根据病损形态分为网状型、环状型、条纹型、斑块型、丘疹型、水疱型、糜烂型、萎缩型。

3.指（趾）甲病损甲部增厚或变薄。甲部扁平苔藓最多见于趾，甲板常有纵沟及变形。甲部损害一般无自觉症状，如有继发感染，可引起周围组织疼痛。

（二）诊断

根据口腔白色角化病损间以红色充血或正常黏膜，白色细线条及针帽头大小的丘疹组成网状、环形、树枝状斑块、条纹等图形可诊断；特殊检查：活体组织检查。

【鉴别诊断】

（一）盘状红斑狼疮

女性多见，黏膜损害的特征为中央萎缩，外围为白色呈放射状的条索。

（二）白斑

男性多见，损害为白色发硬斑块，边缘不规则，但界限清楚。

【治疗】

1.应详细询问病史，调理全身情况，如精神状态、睡眠、月经状况、消化功能等。

2.局部应用肾上腺皮质激素软膏、凝胶和油膏，以及选用药膜、含片、气雾剂（如新净界、金因肽、口腔炎喷雾剂）等。糜烂型可用泼尼松龙与2%利多卡因混悬剂局部注射。

3.昆明山海棠每次 0.5g，每日 3 次，可较长期服用，不良反应小。雷公藤总苷片 0.5～1mg/（kg·d）。

4.去除机械刺激因子，刮治牙面结石，为避免刷毛刺伤损害区黏膜，可用棉签洗拭代替刷牙。

5.可用氯喹，每次 125mg，每日 2 次。注意血常规变化。另外，还可选用左旋咪唑、转移因子、聚肌胞、多抗甲素等。

6.迁延不愈的 OLP：应注意可能有白色念珠菌感染。用氯己定漱口液或制霉菌素含漱液漱口，局部还可用制霉菌素药膜或糊剂。全身给予 B 族维生素、烟酸肌醇片（酌情）。有时可手术治疗。

7.中医中药治疗。

第六章 口腔颌面部感染及外科治疗

第一节 口腔颌面部感染

一、冠周炎

冠周炎（pericoronitis）是由于牙齿萌出过程中或阻生而引起牙冠周围软组织的急性炎症，临床上以下颌第三磨牙最为常见。

【病因】

1.局部因素：盲袋形成造成细菌、食物残渣潜藏；局部龈瓣创伤。

2.全身因素：人体抵抗力下降，感冒、月经期、妊娠期等均为常见诱发因素。

【诊断】

1.多见于 18～25 岁。

2.患者面部软组织肿胀，不同程度张口受限。

3.冠周红肿、龈瓣溢脓。

4.急性期患者体温升高。

【鉴别诊断】

1.牙周脓肿：由急、慢性牙周炎或牙周变性所引起的牙周组织化脓性炎症。肿胀部位多位于附着龈，可伴有体温升高，一般无张口受限。

2.牙槽脓肿。

【治疗】

1.全身治疗：口服或肌内注射抗生素，严重者静脉注射。

2.局部治疗：可用 3%过氧化氢溶液、生理盐水冲洗龈袋，然后龈袋内置入碘甘油；若有脓肿形成，应及时切开引流；炎症控制后，拔除阻生牙或行冠周龈瓣切除术。

二、拔牙创感染

拔牙创感染（infection of extraction wound）是由于拔牙所导致的拔牙创慢性和急性感染。临床上慢性感染较多见。

【病因】

拔牙指征掌握不当；局部伤口处理不当，消毒不严；患者抵抗力低下。

【诊断】

1.急性感染主要表现为局部红、肿、热、痛及张口受限，同时伴有体温升高、白细胞计数增高。

2.慢性感染主要表现为局部轻度疼痛，拔牙创愈合不良，有脓性分泌物，有炎性肉芽组织，牙槽窝内可见牙碎片、骨碎片残留。

【鉴别诊断】

与干槽症相鉴别。

【治疗】

1.急性感染：口服或注射抗生素。

2.慢性感染：局部彻底刮治，消除炎性病灶及残留牙碎片、骨碎片。

三、干槽症

干槽症（dry socket）为拔牙窝内骨创感染，多发生于下颌第三磨牙拔除后。

【病因】

为牙拔除后牙槽窝内血块分解脱落，局部继发感染所致。

【诊断】

1.拔牙2～3天后出现持续性剧烈疼痛，向下颌或耳颞区放射。

2.牙槽窝内血块分解，牙槽窝壁表面覆盖灰白色假膜，创口内有腐败坏死物质，恶臭，骨壁触痛，对冷、热敏感。

【鉴别诊断】

与拔牙创感染相鉴别。

【治疗】

1.口服抗生素。

2.局部清创：①用 3%过氧化氢溶液和生理盐水彻底清洗牙槽窝，去除腐败组织，放置碘仿纱条，每日或隔日换药一次，直至疼痛缓解、暴露的骨面被健康的肉芽覆盖为止。②局麻下行牙槽窝刮治术，刮除腐败坏死组织，使牙槽窝内血块重新凝结。

四、牙槽脓肿

牙槽脓肿（alveolar abscess）是根尖部分牙周组织的化脓性炎症。

【病因】

由牙髓感染累及根尖周组织所致，亦可由慢性根尖周炎急性发作引起。

【诊断】

1.有牙痛史或治疗史。

2.检查面部肿胀部位、范围、压痛及波动。

3.检查口内局部肿胀情况，唇颊沟是否变浅，有无波动感。

4.有无龋齿、残根、折裂牙及中央尖，有无牙髓活力丧失、明显叩痛及松动。

5.全身情况：体温是否升高，有无头痛等。

6.X 线牙片：可见根尖部周围骨质稀疏、吸收阴影。

【鉴别诊断】

牙周脓肿：病变以牙周为主，肿胀局限于附着龈，牙周袋形成，X 线牙片见牙周膜增宽，牙槽嵴吸收。

【治疗】

1.开髓引流，切开脓肿排脓。

2.抗炎止痛治疗。

3.急性期过后处理病灶牙（根管治疗或拔除、去除创伤因素等）。

五、口腔颌面部间隙感染

口腔颌面部间隙感染（infection of spaces in oral and maxillofacial regions）亦称口腔颌面部蜂窝织炎，指口腔、颌骨周围、颜面及颈上部肌肉、筋膜、皮下组织中的弥漫性急性化脓性炎症。若感染局限则称为脓肿。

【病因】

根据引起炎症的细菌种类不同可分为化脓性炎症和腐败坏死性炎症两种。前者以葡萄球菌和链球菌为常见，后者主要是厌氧杆菌、球菌及梭形杆菌所致的混合感染。感染来源一般有牙源性、腺源性、损伤性及血源性四种。

【诊断】

1.全身情况：注意精神、意识状态、体温、脉搏、呼吸及有无呼吸道梗阻。

2.局部情况：肿胀部位、范围、皮肤色泽。有无明显压痛及波动感；淋巴结有无肿大、压痛；张口度大小；口内有无脓肿溢脓，有无病灶牙；如怀疑有颅内并发症，应做全身神经系统检查。

3.间隙感染起病急，病程进展快，体温升高，局部红、肿、热、痛。

4.实验室检查：白细胞计数升高。

5.判断局部脓肿是否形成，可用以下方法：①病程较长而肿胀不消；②应用抗生素后体温不退，呈弛张热；③触诊压痛明显，有波动感，为浅部脓肿形成；④触诊压痛明显，皮肤凹陷性水肿，穿刺有脓液抽出；⑤超声波检查可有液性暗区。

6.注意各间隙蜂窝织炎及脓肿的区别。

【治疗】

1.全身治疗：全身支持疗法，应用抗生素。

2.局部治疗。

（1）急性炎症早期主要以消肿、止痛，促使病灶消散吸收或局限。

113

（2）脓肿形成后应及时切开引流；有呼吸困难或全身中毒症状者应早期切开。

（3）炎症消退后，及时治疗或拔除病灶牙。

六、颌骨骨髓炎

颌骨骨髓炎（osteomyelitis of the jaws）指发生于颌骨的包括骨膜、骨皮质和骨髓的整个颌骨的炎症。

【病因】

因微生物、物理或化学因素通过牙齿、损伤、血循环所引起的颌骨炎症。

【诊断】

1.急性颌骨骨髓炎常有牙痛史，并常伴口腔颌面部急性蜂窝织炎，且出现多数牙松动及叩痛、下唇麻木等症状。

2.慢性颌骨骨髓炎多有肿胀、瘘管、长期溢脓，能触及粗糙的骨面或松动的游离骨，严重者发生病理性骨折，咬合关系错乱。骨组织破坏波及下颌神经管者可出现下唇麻木。X线片显示骨质破坏，其特点是吸收现象与增生现象同时存在。

【鉴别诊断】

（一）中央性颌骨骨髓炎与边缘性颌骨骨髓炎

中央性颌骨骨髓炎多由牙源性或血源性感染引起，边缘性颌骨骨髓炎多由于冠周炎或咬肌间隙感染引起；中央性颌骨骨髓炎有多数牙松动、下唇麻木，边缘性者牙不松动，牙周无明显炎症，无下唇麻木。X线检查显示，中央性颌骨骨髓炎慢性期有大块死骨形成，与周围骨质分界清楚，可有病理性骨折；边缘性者病变骨质疏松、脱钙或骨质增生，或有小块死骨形成，与周围骨质分界不清。

（二）婴幼儿颌骨骨髓炎

急性期可表现为全身中毒症状，如高热、寒战、白细胞升高，患侧面部红肿，眶下、眶周区蜂窝织炎，鼻腔脓液流出，相应部位龈颊沟红肿；慢性期为内眦部、龈颊沟形成脓肿，破溃后形成瘘管，可有死骨及牙胚排出；由局部损伤感染或血源感染引起。

（三）放射性颌骨骨髓炎

由于大剂量放射治疗后数月或数年出现，多见于成年人，常因拔牙手术后继发化脓性感染而出现，可形成瘘管，无脓液，可发生病理性骨折。X线检查显示骨质吸收骨密度降低、界限不清。死骨形成常为大块，但不易分离，可见病理性骨折。

【治疗】

1.急性期应尽早拔除患牙。

2.慢性期则以手术治疗为主，清除病灶，摘除死骨。

3.全身应用抗生素。

七、颜面部疖痈

颜面部疖痈（furuncle and carbuncle of face）为皮肤、毛囊及皮脂腺周围组织的化脓性感染，单发者称为"疖"，多发性的毛囊和皮脂腺的急性化脓性感染称为"痈"。

【病因】

当全身（机体衰竭、营养不良、代谢障碍等）或局部（皮肤损伤、不清洁及经常的刺激）出现某些不利因素，寄生于皮肤表面及毛囊和皮脂腺的病原菌活跃而引起炎症。

【诊断】

（一）局部症状

初起为一圆形微红突起的小结节，数日后呈一锥形隆起，结节中央部出现脓头，周围发红。脓头及周围有坏死组织可形成一个"脓栓"；局部出现高起的紫红色浸润块，较硬，表面可形成多数脓头，脓头周围皮肤坏死可形成多数小脓腔。

（二）全身症状

疖一般无明显全身症状，痈则往往全身症状明显，如畏寒、发热、头痛、白细胞计数升高等。严重时可并发败血症、脓毒症或海绵窦化脓性血栓性静脉炎等。

【鉴别诊断】

牙源性间隙感染：往往与牙及牙周组织有关。

【治疗】

（一）局部治疗

疖初起时用 1%～2% 碘伏涂布患处，每日数次，脓肿形成后应及时切开排脓；痈初起时的治疗与疖相同。痈中央部坏死组织多，局部可用高渗盐水或 1：5000 呋喃西林液湿敷，脓肿形成后应及时切开排脓；鼻唇部危险三角区的疖、痈切勿挤压。

（二）全身治疗：应用抗生素控制炎症，如出现并发症，应采取措施，积极抢救。

八、面颈部淋巴结炎

当机体抵抗力低下、细菌毒力强或由于儿童淋巴结发育不健全时，面颈部淋巴结受到感染所致的淋巴结炎称面颈部淋巴结炎（inflammation of lymphatic nodes in face and neck）。可分急性和慢性。

【病因】

1.上呼吸道感染。

2.口腔感染。

3.皮肤损伤与感染。

【诊断】

1.早期全身症状轻，至后期或病情发展后类似蜂窝织炎。

2.局部淋巴结肿大、压痛，周界清楚，活动无黏连。病情继续发展，淋巴结炎症波及周围组织时，淋巴结触诊不活动，疼痛加剧，进一步发展为腺源性蜂窝织炎。

3.慢性淋巴结炎病程一般较长，反复发作，一般有 2～3 个淋巴结受累，质中等，活动、有压痛。

【鉴别诊断】

1.淋巴结核：有结核接触史，淋巴结数目不等，多有黏连，可破溃成瘘，排干酪样物。

2.慢性颌下腺炎：肿块位于下颌下区，进食后可增大，触诊或颌下腺导管造影有结石。

3.淋巴结转移癌：一个或多个淋巴结肿大，不活动，质硬。多为鼻咽癌或口腔癌转移。

4.淋巴瘤：早期为颈部、腋下、腹股沟等处淋巴结肿大，主要依靠细胞学穿刺检查或病理切片检查确诊。

【治疗】

1."急性淋巴结炎治疗"同"急性蜂窝织炎"。

2.慢性淋巴结炎尽早去除口腔、鼻咽部病灶，对反复发作的病变做手术摘除。

九、颌面部放线菌病

颌面部放线菌病（actinomycosis in oral and maxillofacial regions）是由于放线菌所引起的面颈部软组织或颌骨的慢性特异性感染。

【病因】

放线菌引起的感染可经黏膜、龋齿、溃疡或损伤创口而进入颌面部。

【诊断】

1.病程长，可在冠周炎或拔除第三磨牙后发生，患者常有张口受限。

2.腮腺嚼肌区、颊部、下颌下区出现炎性增生的硬性浸润块，与周围组织无明显界限，中央可形成多数软化灶或瘘管。

3.软化灶破溃或瘘管内溢出黄色黏稠脓液，内含硫黄样颗粒；涂片检查或病理检查可见放线菌。

4.如侵犯颌骨，X线片可见骨膜反应，骨皮质消失或中断，骨小梁排列紊乱。

【鉴别诊断】

注意与结核、恶性肿瘤相鉴别，主要通过病理检查加以区别。

【治疗】

1.大剂量使用抗生素，青霉素为首选药物。

2.口服 5%～10%碘化钾 10mL，每日 3 次。

3.有骨质破坏或多数瘘道形成应行手术治疗，并去除口腔病灶。

4.放射治疗：总剂量 1000～1500cGy。

5.应用高压氧治疗。

第二节　口腔颌面部感染的外科治疗

一、脓肿切开引流术

【适应证】

1.浅在脓肿有波动感。

2.深部脓肿形成，急性化脓性感染经抗生素治疗 5～7 天，体温不下降，全身中毒症状加重，白细胞计数继续升高，局部皮肤暗红，触痛明显，有凹陷性水肿，穿刺有脓。

3.口底蜂窝织炎特别是腐败坏死性，应早期切开引流，防止呼吸道梗阻。

4.脓肿已自行破溃，但引流不畅。

5.结核性脓肿经抗结核治疗无效或即将破溃时切开引流。

【禁忌证】

患者全身衰竭应先纠正，或同时切开引流。

【术前准备】

1.除做好脓肿切开术前准备外，应针对并发症给予积极抢救与抗感染治疗。

2.防止水、电解质紊乱，充分补液，避免在切开时发生虚脱。

3.正确诊断，确定脓肿部位。

【手术步骤】

1.根据脓肿部位，切口方向与皮纹一致并在隐藏处，如发际、下颌骨下缘或后缘、耳后等。

2.钝性分离达脓腔。

3.脓液引流出后，放置橡皮管或橡皮条。

4.消毒纱布包扎。

【术后处理】

1.24 小时更换一次引流条及敷料，换药时用 3%过氧化氢溶液和生理盐水冲洗。

2.脓腔内经数日换药确无脓液时可不必置放引流条。

3.根据细菌培养及药敏试验应用抗生素。

【疗效标准与预后】

一般口腔颌面部脓肿切开引流通畅并配合抗炎治疗，效果明显且无并发症。

二、急性化脓性颌骨骨髓炎切开引流术

【适应证】

1.一旦化脓应及早切开引流。

2.下颌骨及早切开引流有利于减压。

【禁忌证】

未纠正全身衰竭状况不宜切开引流。

【术前准备】

1.全身支持疗法和维持水、电解质平衡。

2.静脉滴注广谱抗生素。

3.其他大致与软组织脓肿切开相同。

【手术步骤】

1.切口：在相应牙部位做前庭沟处切口，切口要大于牙槽脓肿的切口。

2.深度：切开骨膜以后，用弯血管钳探入脓腔，放置引流条。

【术后处理】

1.有针对性地选用抗生素。

2.拔除病源牙，发现死骨应及时刮治。

3.换药时间要长，引流条放置要够深，使之不过早地封闭切口。

4.继续用术前支持疗法。

三、颌骨死骨摘除术

【适应证】

1.经药物治疗、拔牙或切开引流后，遗留经久不愈的瘘管，长期流脓、骨面粗糙或死骨。

2.X 线检查发现颌骨已有明显破坏，死骨形成并与周围正常骨组织有明显分界。

3.患者全身健康情况可以耐受手术。

【禁忌证】

死骨未完全形成或分离，患者全身情况差。

【术前准备】

1.急性颌骨骨髓炎转入慢性期。

2.X 线片确定有死骨形成。

3.做各项常规术前检查。

4.常规皮肤准备。

【手术步骤】

1.切口：局限性小块死骨在口腔前庭沟做小横切口，下颌骨的死骨范围较大时，应做常规颌下切口。

2.显露：切开黏膜骨膜后即可显露死骨。

3.摘除：沿死骨边缘松解死骨，若不能整块取出则可分块取之，然后彻底搔刮边缘肉芽组织，冲洗骨腔置抗生素引流条。

4.缝合：口内严密缝合，口外间断缝合。

【术后处理】

1.术后继续应用抗生素。

2.按时换药，放置的引流条由深而浅，使伤口深处先生长健康肉芽组织。

3.预防病理性骨折，限制颌骨运动。

4.防止过早封闭口外切口。

5.必要时再次搔刮。

【疗效标准与预后】

颌骨慢性骨髓炎治疗困难，死骨摘除后可以消除炎症，但不同程度地造成颌骨畸形。

第七章　口腔颌面部损伤及外科治疗

第一节　口腔颌面部损伤

一、唇损伤

唇损伤（injur of lip）是指唇由于各种原因引起的损伤，多表现为撕裂伤、贯通伤和挫伤等。

【病因】

工伤、交通事故、火器伤、灼伤和核爆炸等。

【诊断】

1.唇损伤多为撕裂伤、贯通伤和挫伤。

2.伤口内可遗留碎牙片及泥沙等异物。

3.唇部全层裂伤时，由于口轮匝肌收缩，创口裂开极为明显，易误认为组织缺损。

【治疗】

1.仔细清除伤口内异物。

2.按唇部的解剖外形准确对位、分层缝合。

3.术后应用抗生素。

二、舌损伤

舌损伤（injur of tongue）是指舌由于各种原因引起的损伤，多表现为撕裂伤、贯通伤和挫伤等。

【病因】

同"唇损伤"。

【诊断】

1.了解舌损伤的情况,有无组织缺损。

2.有无明显活动性出血。

【治疗】

1.如有出血,应结扎止血。

2.如舌组织缺损,缝合时尽量保持舌的长度,以免引起舌过短,从而影响舌的功能。

3.应用粗针大线,并应消灭死腔。

4.缝合应做间断缝合加褥式缝合。

5.拆线一般在 9 天左右。

6.术后应用抗生素、消肿、止痛药物。

三、颊损伤

颊损伤(injurrofcheek)是指颊由于各种原因引起的损伤。

【病因】

同"唇损伤"。

【诊断】

注意检查有无组织缺损,有无腮腺导管及面神经损伤。

【治疗】

1.无组织缺损者,应分层对位缝合。

2.有组织缺损者,应根据缺损大小进行缝合或同期或二期修复。

四、腮腺嚼肌区损伤

腮腺嚼肌区损伤(injur of parotid and masseteric region)是指腮腺嚼肌区由于各种原因引起的损伤。

【病因】

同"唇损伤"。

【诊断】

1.注意检查腮腺导管是否断裂。

2.涎液是否从创口外流。

3.检查有无面瘫表现。

【治疗】

1.清创，分层对位缝合。

2.面神经损伤后可行吻合术。如缺损较大，不能拉拢缝合，可用耳大神经移植修补。

3.腺体瘘常加压包扎，同时口服阿托品抑制涎液分泌，导管瘘可行端—端吻合术、导管改道术或导管再造术。

五、牙槽突骨折

由于各种原因引起牙槽突损伤所致的骨折称牙槽突骨折（fracture of alveolar process）。

【病因】

同"唇损伤"。

【诊断】

1.骨折区唇、牙龈肿胀、撕裂、出血。

2.摇动个别牙可见整个骨块上的牙伴随移动，可发生牙脱位。

3.骨折块错位，咬合异常。

4.X 线片上可见骨折线。

【鉴别诊断】

与上、下颌骨骨折相鉴别。

【治疗】

1.局麻下将牙槽突骨折片复位，用金属丝或牙弓夹板固定，缝合撕裂的牙龈。

2.保持口腔卫生，应用抗生素、止痛药物。

六、上颌骨骨折

上颌骨骨折（fracture of maxilla）是指上颌骨由于外力的直接作用而发生的骨折。外力的作用方式、方向、大小不同，使上颌骨骨折有多种类型或形成多种类型的组合。

【病因】

同"唇损伤"。

【诊断】

1.应充分了解外力的性质、打击力量的方向以及伤后意识变化。

2.常并发颅脑损伤。检查有无昏迷、呕吐、头痛、脑脊液鼻漏、耳漏及呼吸、脉搏、血压、瞳孔的变化。

3.上颌骨骨折片移位，咬合错乱，检查时摇动上前牙，骨折片可随之活动。

4.如损伤眶下神经，可出现眶下区皮肤感觉麻木。

5.面部肿胀，皮下、结膜下及眶周出现瘀斑，复视。

6.CT 三维成像可明确诊断。

【治疗】

1.如伴有休克、颅脑损伤及全身其他系统严重损伤，应首先及时处理；待生命体征稳定后再处理局部骨折。

2.尽早进行骨折复位、固定。

七、下颌骨骨折

下颌骨骨折（fracture of mandible）是指下颌骨由于外力的直接或间接作用而发生的骨折，常见的骨折部位为：正中联合、颏孔区、下颌角部和髁突颈部。

【病因】

同"唇损伤"。

【诊断】

1.下颌骨骨折后应观察生命体征变化，若出现生命体征不稳定则首先进行抢救，待全身情况稳定后，再进行局部处理。

2.骨折可分为完全性和不完全性、开放性和非开放性、多发性、粉碎性等。

3.骨折片移位后可出现咬合错乱、面部畸形以及功能障碍。

4.损伤区出血，皮下淤血或血肿，牙龈撕裂。

5.下牙槽神经损伤可引起下唇麻木，可有局部疼痛、张口受限。

6.下颌骨曲面体层摄影及 CT 三维成像可明确诊断。

【治疗】

同上颌骨骨折处理。

八、颧骨颧弓骨折

颧骨颧弓骨折（fracture of zygoma and zygomatic arch）是指颧骨和颧弓由于外力直接作用而发生的骨折。

【病因】

同"唇损伤"。

【诊断】

1.塌陷畸形：骨折后向内下方向移位而引起塌陷畸形，但在移位较小的病例，往往被软组织肿胀所掩盖。

2.张口受限：由于骨折向内下移位，可压迫喙突引起张口受限。

3.复视及眼球运动受限：往往由于骨折移位后眼球亦移位，眼下肌陷入骨缝中所致。

4.局部麻木：往往由于损伤眶下、颧面及颧颞神经所致。

5.眶周、眼睑和结膜下可出现瘀斑，上颌窦黏膜破裂时，可出现鼻出血。

6.CT 三维成像可明确诊断。

【治疗】

1.骨折移位不明显对面型无影响，无张口受限者，可不予手术治疗。

2.骨折移位明显影响面型，出现张口受限者应手术复位。

九、鼻骨骨折

鼻骨骨折（fracture of nasal bone）是指鼻骨由于外力的直接或间接作用而发生的骨折。

【病因】

同"唇损伤"。

【诊断】

1.移位和畸形：主要取决于外力的性质、方向和大小，往往引起弯鼻或鞍鼻畸形。

2.鼻出血：由于鼻腔黏膜撕裂而引起。

3.眼睑部淤血：鼻根部或深部损伤，组织内渗血渗至双侧眼睑及结膜下而出现瘀斑。

4.脑脊液鼻漏：损伤严重时可伴筛骨骨折与颅前窝骨折，引起脑脊液鼻漏。

5.X 线摄片和 CT 扫描可进一步明确诊断。

【治疗】

1.单纯性非移位骨折，鼻外形无改变者，可不予整复。

2.骨折片移位、鼻外形改变严重者需及时复位固定。

3.对脑脊液鼻漏者，不能充填鼻腔，只需用抗生素预防颅内感染。

十、口腔颌面部火器伤

口腔颌面部火器伤（gunshot injuries and bomb burst in oral and maxillofacial region）是指由于枪弹伤及爆破伤引起的口腔颌面部损伤。

【病因】

枪弹及爆炸。

【诊断】

1.损伤类型有盲管伤、贯通伤、切线伤及不规则软、硬组织撕裂缺损等，常引起功能障碍。

2.创面多不规则，创口内存在骨碎片、牙碎片、弹片或其他各种异物，它们常被挤压至周围组织内。

3.由于组织损伤、移位、水肿及异物与分泌物的存在，可发生呼吸道梗阻甚至窒息。伤口大量出血及疼痛可导致休克。

4.注意生命体征变化，同时确定有无颌面部以外的其他部位损伤。

5.X 线摄片和 CT 扫描可了解组织损伤情况，如异物深部定位。

【治疗】

1.首先止血、抗休克，必要时行气管切开。

2.全身情况稳定后做清创处理。

3.应用抗生素及破伤风抗毒素预防感染。

4.适时取出组织内的异物。

5.组织缺损者后期进行整复治疗。

十一、口腔颌面部灼伤

口腔颌面部灼伤（burns in oral and maxillofacial region）是指口腔颌面部由热、化学、电、放射线等因素引起的损伤。

【诊断】

1.首先了解灼伤的原因、性质、部位、面积大小及程度。

2.观察生命体征的变化。

3.注意有无呼吸道梗阻及脑水肿、脑疝的发生。

4.化学性灼伤可引起组织肿胀、破溃、糜烂。

【治疗】

1.急救处理，如止痛、镇静、抗感染和休克。

2.有呼吸困难者行气管切开术。

3.适时进行灼伤区清创术。

十二、口腔颌面部异物

口腔颌面部异物（foreign body in oral and maxillofacial region）是指由于外部原因或人为因素引起的口腔颌面部异物存留。

【病因】

火器伤或意外损伤，手术或注射针折断引起。

【诊断】

1.因损伤或手术将异物埋入组织内。

2.异物反应：表现为红肿、疼痛、张口受限等。

3.异物在表浅组织：能触及硬块，若为金属异物则可经 X 线摄片明确异物部位。

【治疗】

1.手术取出。

2.对位置较深且不影响功能、取出困难者可不予取出。

十三、颈部血管损伤

颈部血管损伤是指由锐利的器械、枪弹或爆破等因素直接作用于颈部血管所引起的损伤、出血。

【诊断】

1.颈部相应部位出血。

2.颈部损伤后因出血而肿胀，触诊皮肤有搏动感。

【鉴别诊断】

外伤性动脉瘤和动静脉瘘。

【治疗】

彻底结扎止血。常见者有舌动脉结扎、颌外动脉结扎、颈外动脉结扎。

第二节 口腔颌面部损伤的外科治疗

一、口腔颌面部软组织损伤清创术

【适应证】

1.生命体征稳定，无全身严重并发损伤或已妥善处理。

2.口腔颌面部开放性损伤。

【禁忌证】

伴有严重的脑损伤。

【术前准备】

1.检查有无骨折或组织内异物，摄 X 线片明确骨折情况，定位异物。

2.清洗损伤创面，消毒。

3.施行局麻或全麻。

【手术步骤】

1.要重视解剖标志和解剖结构的恢复，首先将若干解剖标志做定位缝合。

2.注意组织层次的辨识和解剖，以使肌肉、皮下组织、皮肤等组织原位缝合。

3.口内外穿通创口，应先缝合口内伤口，后分层缝合至口外。

4.组织缺损时可采用邻位旋转或滑行皮瓣修复，较大者可采用远处皮瓣移植或 II 期修复。

5.面部损伤可采用美容缝合，先缝合皮内，后细线缝合皮肤。

【术后处理】

1.破伤风抗毒素 1500U 肌内注射。

2.应用广谱抗生素，预防和控制感染。

3.全身支持疗法。

二、松动牙固定术

【适应证】

牙挫伤，牙脱位。

【禁忌证】

松动脱位已经冠折或根折。

【手术步骤】

松动牙固定方法很多，仅介绍金属丝结扎法。用一根长结扎丝做尖牙至尖牙的环绕结扎，再用短结扎丝在每个牙间做补充垂直向结扎，使长结扎丝圈回收紧。

【术后处理】

1.注意口腔卫生，饭后漱口，1 天 3 次。

2.定期用 3%过氧化氢溶液和生理盐水清洗。

3.调合，脱敏，松动牙不得碰咬食物。

4.3～8 周拆除钢丝。

三、牙槽突骨折固定术

【适应证】

骨折局限于牙槽突区。

骨折线两侧有牙。

【禁忌证】

牙槽突骨折后严重感染或坏死。

【术前准备】

1.消除牙垢、牙结石，口腔消毒。

2.备牙弓夹板、钢丝等。

【手术步骤】

1.将移位的牙槽骨恢复到正常解剖位置。

2.将牙弓夹板弯至与牙弓一致的形态，再用结扎丝固定夹板。

3.复位固定后进行调。

【术后处理】

1.保持口腔卫生，预防感染。

2.固定 4～6 周后拆除牙弓夹板。

3.3 个月后，根据牙髓活力测验，对牙髓坏死的牙做根管治疗。

四、单颌固定术

【适应证】

1.新鲜的单纯性下颌体部骨折，轻度移位，全口牙列完整。

2.因恶心、呕吐不能做颌间固定者。

【禁忌证】

伴有严重的颅脑损伤或颌面部严重复合伤。

【术前准备】

1.摄全景片，明确骨折部位及移位情况。

2.清洁口腔，去除牙结石、牙垢。

3.备钢丝、牙弓夹板等。

【手术步骤】

1.利用骨折线两端的两个牙齿，每个牙齿的牙间隙内都穿过一根 0.5mm 的软不锈钢丝，先从颊侧穿过牙齿的远中牙间隙，绕过牙颈部舌侧再由舌侧从近中牙间隙穿出颊侧，用持针器夹住钢丝的两端，一律按顺时针方向将钢丝结扎在各个牙颈部（如图 7-1）。

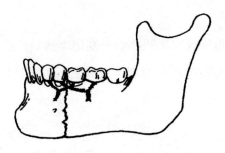

图 7-1　单颌固定术的手术步骤

2.用手法将错位的骨折段复位。

3.将骨折线两侧两个牙的结扎钢丝再远近交叉拧成一股粗丝,将残端拧成圆圈。

【术后处理】

1.使用吊颌绷带。

2.保持口腔清洁。

3.术后 4～6 周拆除结扎钢丝。

五、颌间牵引复位固定术

【适应证】

1.凡上、下颌骨骨折段剩余的健康牙齿,均应用颌间弹性牵引复位,对准正常咬合关系。

2.髁突骨折,不论保守或手术治疗者。

【禁忌证】

下颌骨骨折合并颅脑伤,神志不清,呕吐,呼吸道通气不良或因系统性疾病营养不良者或发作性精神病患者。

【术前准备】

1.摄 X 线片或 CT,确定骨折部位及有无移位。

2.去除牙结石,全口牙洁治,清洁口腔。

3.备好钢丝、带钩牙弓夹板及橡皮圈。

【手术步骤】

1.将带钩牙弓夹板安放在牙颈部，分别用不锈钢丝结扎在尖牙、前磨牙或磨牙上，结扎丝末端应弯成环形而埋于夹板之下（如图7-2）。

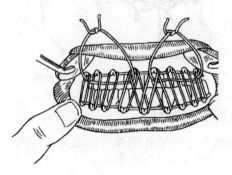

图7-2　颌间牵引复位固定术

2.将挂钩用血管钳弯向唇、颊侧，使之与牙呈300°角，以免夹伤牙龈。

3.用小橡皮圈套在上、下颌牙弓夹板的挂钩上，做弹性牵引复位，橡皮圈牵引方向，应与骨折段移位肌肉牵引方向相反，橡皮圈可用输液的乳胶管横截剪成。牵引方向和牵引力可通过改变小橡皮圈的位置和数目加以调整，使咬合关系精确对位。

4.可在每侧所悬挂的橡皮圈中，连续穿过一根粗丝线，将其两端牵出口外，用胶布黏固在面颊部皮肤上，遇有紧急情况时，用力牵拉粗丝线，可迅速全部拉脱橡皮圈，即可张口。

【术后处理】

1.双发性或多发性下颌骨折，需固定4～6周，复位固定2周后，可取下橡皮圈，清洁牙龈或进食后再重新挂上，并逐渐减少牵拉用橡皮圈的数目，最后改为单颌固定。

2.根据临床愈合和X线片情况，拆除夹板。

3.在改为单颌固定时即可做张口训练。

【疗效标准与预后】

无论是单颌固定还是颌间固定，骨折愈合后其解剖形态或咬合功能均能恢复良好，但多发性或粉碎性骨折的愈合率较单发或双发性骨折低。

六、下颌骨微型钛板内固定术

【适应证】

1.颌面部骨骼线性骨折的固定。

2.颌面部各种植骨块的固定。

3.正颌外科各种截骨块的固定。

4.颅外 LeFortⅢ型牵引术，鼻额部植骨术的内固定。

5.唇腭裂或牙槽突裂隙，自体骨或羟基磷灰石移植术。

【禁忌证】

1.6～12 岁儿童，因恒牙胚大量存在于颌骨内。

2.髁突内髁的斜行骨折不宜使用。

3.骨缺损量大，又不立即植骨者。

【术前准备】

1.一般做好术中确定咬合关系所用的牙弓夹板，小环结扎，以备颌间固定恢复正常咬合关系。

2.口腔清洁。

3.拍摄 CT 或全景片等相关影像学检查。

4.查患者的全身情况（如血常规、肝肾功能等）。

【麻醉与体位】

1.单线下颌骨骨折可采用阻滞麻醉。

2.多发性骨折采用全身麻醉。

3.患者采取仰卧位。

【手术步骤】

1.下颌骨体部骨折固定术（miniplate fixation of mandibular body）

（1）切口：下颌前庭沟黏膜切开，向下方翻起全厚瓣，颏孔区需松解颏神经血管束，显露骨折部位。

（2）骨折复位：新鲜骨折可用手法复位。

（3）钛板固定：选择形态适合的钛板，塑形后置于骨面，打孔旋入螺钉。颏部正中骨折，用两块钛板，两者相距 0.5cm 以上，以对抗咬合时的扭曲力。

（4）缝合：伤口冲洗后全层缝合全厚瓣。

2.下颌角部骨折固定术（miniplate fixation of mandibular angle）

（1）口内升支前下方黏膜切口。

（2）从外斜线处向后、向下做广泛的骨膜下分离显露骨折部。

（3）在颌下区做小切口，钝性分离至下颌角部，与口内伤口相通，通过小切口放入管镜并旋在口内放入伤口的镜座上。

（4）从口内切口放入钛饭，从管镜内打孔，用螺钉将复位的骨折端固定，外斜线处用两孔钛极固定（如图 7-3）。

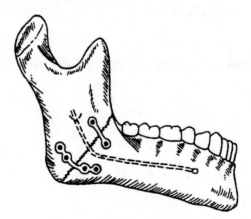

图 7-3　下颌角部骨折固定术

（5）全层缝合口内伤口。

3.髁突颈部骨折固定术

（1）耳屏前切口：切开皮肤、皮下组织和部分腮腺包膜，沿外耳道软骨深入，直至髁突颈部。

（2）骨折复位：将下颌支向下牵引，从内前方将移位的髁突牵引回原位，必要时松解翼外肌。

（3）钛板固定：在骨折线上、下方放置两孔钛板，打孔螺钉固定。

（4）缝合：冲洗伤口，分层缝合。

【术后处理】

1.应用抗生素，防止骨髓炎发生。

2.主张早期张口训练。

【疗效标准与预后】

下颌骨微型钛板内固定术对于颌骨复位效果较其他方法为优，且组织损伤小，操作程序简化，一般预后良好。但偶有微型钛板排斥现象或骨髓炎的发生，其次是影响颅脑磁共振或 CT 的拍摄。

七、颧骨颧弓骨折复位固定术

【适应证】

1.骨折后造成张口受限或颜面畸形。

2.骨折块移位使眼球偏离，眼肌及眶内容物嵌顿引起复视。

【禁忌证】

颧骨粉碎性塌陷性骨折。

【术前准备】

1.通过 X 线片明确骨折部位、骨折块移位及伴发骨折情况。

2.有眼睛症状者，应明确症状发生的机制，避免重复损伤。

【手术步骤】

1.口内切开复位法（intraor alapproach for reduction）

（1）在上颌前庭沟做一长 2～3cm 的切口，用弯血管钳分离。

（2）用扁平骨膜分离器或牙挺经上颌结节外侧伸向颧骨颧弓深面。

（3）以上颌磨牙为支点，将移位颧骨向外前方向用力撬动，另一只手在口外骨折处可触及或闻及骨折复位声音，无须固定。

（4）术后处理：注射抗生素、地塞米松类激素减轻术后水肿反应，避免患区面部受压。

2.口外切开复位法（如图7-4）（口外切开复位法）

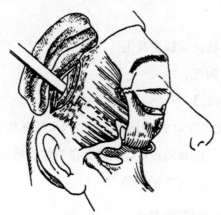

图 7-4　颧骨颧弓骨折复位固定术

（1）于颞部发际内切口，长约 2～3cm。

（2）显露颞筋膜，然后切开颞筋膜，沿颞筋膜与颞肌之间伸入较长的骨膜分离器，直至颧骨或颧弓下方。

（3）以颞部皮肤上垫纱卷为支点，用力向前外侧方撬动复位，不必固定。

（4）分层缝合。

（5）术后常规应用抗生素，避免患者颞部受压。

3.冠状切口钢丝结扎固定术

（1）切口在发际内，两侧沿耳前皱折处向下至耳屏前，局部注射含肾上腺素局麻药液。

（2）将额部皮瓣沿骨膜上向下剥离至眶上缘附近，切开骨膜，将皮瓣推向下暴露眶上孔，凿除孔下缘骨质，使眶上神经随皮瓣向下游离，皮瓣边缘采用头皮夹止血。

（3）继续暴露鼻背及两侧额缝部位。

（4）显露骨折线，钻孔，拴丝，结扎固位。

（5）皮瓣复位，缝合。

（6）常规抗生素治疗，注射止血药；应用地塞米松减轻局部水肿。

八、颈外动脉结扎术

【适应证】

1.颌面部大出血，其他方法止血效果不佳。

2.一些大手术为控制术中出血过多。

3.颈外动脉自身损伤。

4.颌面部晚期恶性肿瘤疼痛难忍者。

【禁忌证】

1.拟结扎颈外动脉一侧，术区皮肤或深部有严重感染或已有肿瘤侵犯。

2.凡颌面部非严重出血，能用其他方法止血或通过结扎区域分支动脉者。

【术前准备】

1.外伤患者应首先纠正全身情况，如输血、输液、止血、抗休克等。

2.面、颈部皮肤准备。

【手术步骤】

1.切口：自下颌角下 2cm、前 1cm 处向胸锁乳突肌前缘做垂直切口，长 3～4cm。

2.显露颈外动脉：钝性分离胸锁乳突肌前缘，将肌肉向外拉开，即可见面总静脉。其后方为颈动脉鞘，在舌骨大角下方打开颈鞘，并注入少许 2% 利多卡因做封闭，以防止颈动脉窦反射性的血压下降、心律失常。

3.结扎颈外动脉：结扎部位在甲状腺上动脉与舌动脉之间，用 7 号丝线穿过，若颞浅动脉搏动消失，即可双重结扎（如图 7-5）。

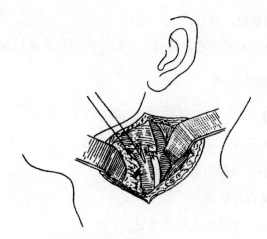

图 7-5　颈外动脉结扎术

4.缝合：冲洗，仔细止血，分层缝合。

【术后处理】

1.适当限制颈部活动。

2.术后 24～48 小时去除引流条。术后 7 天拆线。

参考文献

［1］李巧影，陈晶，刘攀.口腔科疾病临床诊疗技术[M].北京：中国医药科技出版社，2017.

［2］冯婉玉，宋荣景，高承志.治疗指南：口腔疾病分册[M].北京：科学出版社，2018.

［3］马军，郑国树.儿童口腔疾病防治学校健康教育指导手册[M].北京：人民卫生出版社，2012.

［4］郭伟，陈万涛.口腔疾病的生物学诊断与治疗[M].北京：世界图书出版公司，2008.

［5］孙万华.口腔疾病防治 133 问[M].北京：金盾出版社，2013.

［6］马净植.口腔科疾病诊疗指南[M].北京：科学出版社，2018.

［7］袁道英.口腔疾病诊疗与护理[M].济南：山东大学出版社，2010.

［8］沈丽佳.口腔疾病防治[M].武汉：华中科技大学出版社，2010.

［9］徐锦程.健康教育系列丛书：口腔疾病防治康复指导[M].北京：人民军医出版社，2013.

［10］王健平，许颖，赵华.口腔疾病特色治疗及护理[M].长春：东北师范大学出版社，2013.